Kanji Kachhot
Foram Vaghela
Chirag Dhamal

Estudos fitoquímicos

Kanji Kachhot
Foram Vaghela
Chirag Dhamal

Estudos fitoquímicos

Azola

ScienciaScripts

Imprint

Cover image: www.ingimage.com

This book is a translation from the original published under ISBN 978-620-7-46672-6.

Publisher:
Sciencia Scripts
is a trademark of
Dodo Books Indian Ocean Ltd. and OmniScriptum S.R.L publishing group

120 High Road, East Finchley, London, N2 9ED, United Kingdom
Str. Armeneasca 28/1, office 1, Chisinau MD-2012, Republic of Moldova, Europe
Printed at: see last page
ISBN: 978-620-7-86637-3

Índice

INTRODUÇÃO

A Azolla é uma pteridófita aquática amplamente distribuída nas massas de água. Tem sido tradicionalmente utilizada como biofertilizante nos arrozais devido ao seu potencial para fixar o azoto atmosférico. Para além disso, tem várias outras utilizações e Wagner referiu-se a ela como "mina de ouro verde". O sistema vegetal tem a capacidade inerente de sintetizar vários constituintes biologicamente activos que, por sua vez, as protegem contra o ataque de insectos e outros agentes patogénicos das plantas, como bactérias e fungos. Os fenólicos das plantas parecem ser um dos factores importantes que evocam a alternância de plantas hospedeiras e os flavonóides apresentam várias actividades biológicas, incluindo actividades antioxidantes e de eliminação de radicais livres. A medicina folclórica tradicional na Índia explorou muitas plantas como fontes potenciais de medicamentos devido à presença de vários metabolitos secundários que são biologicamente activos.

A utilização excessiva de pesticidas e produtos químicos na agricultura e o consequente impacto negativo na saúde levou os cientistas a procurar novas moléculas de origem vegetal. O conceito de Química Verde está a ganhar um grande impulso e vários grupos de investigação estão activos neste domínio da ciência. Existem vários relatórios sobre os constituintes fitoquímicos da Azolla e, no passado, foram efectuados alguns estudos sobre a composição fitoquímica de pterodófitas dos Ghats ocidentais de Kerala. Mithraja et al caracterizaram a composição fitoquímica da *Azolla pinnata.* A identificação e o desenvolvimento de compostos fenólicos ou extractos de diferentes plantas tornaram-se uma área importante da investigação relacionada com a saúde e a medicina. Foi descrita a eficácia das plantas como agentes antimicrobianos.

Os extractos de plantas podem ser utilizados como fungicidas naturais para controlar fungos patogénicos, reduzindo assim a dependência dos fungicidas sintéticos. O presente estudo tira partido de uma observação de que o pteridófito aquático Azolla microphylla muda a cor das suas frondes em função das estações do ano. No verão, as frondes são de cor verde e, posteriormente, a cor muda para vermelho com o início do inverno. A investigação sobre o biopotencial da Azolla na Índia é limitada, apesar do potencial antimicrobiano destas plantas, e existe pouca informação disponível sobre compostos úteis. A diversidade é útil para identificar as condições mais óptimas para a produção dos metabolitos. Azolla-Anabaena é um complexo simbiótico em que a alga azul-verde endofítica Anabaena azollae Strasburger vive no interior das cavidades foliares do feto aquático Azolla Lain. O endossimbionte, que é fixador de azoto, fornece azoto suficiente para si próprio e para o seu hospedeiro (Peters, 1978).

O feto, por outro lado, proporciona um ambiente protegido para a alga e também lhe fornece uma fonte fixa de carbono (Peters, 1976; Van Hove, 1989). Existe uma vasta literatura sobre a associação Azolla-Anabaena. Nos anos 70 e 80, para além da publicação de um grande número de trabalhos de investigação, foram escritas várias revisões extensas sobre a Azolla e as suas utilizações (Peters, 1977; Lumpkin & Plucknett ,1980, 1982; Watanabe, 1982; Van Hove, 1989). Shi e Hall (1988) apresentaram uma perspetiva histórica sobre a Azolla e analisaram a natureza da sua simbiose e metabolismo energético. Nos anos 90, foram também escritos numerosos trabalhos de investigação. No entanto, não houve nenhuma revisão recente que sintetizasse as novas descobertas sobre a biologia da Azolla e os novos desenvolvimentos nos seus múltiplos usos. Das muitas utilizações da Azolla descritas, a mais notável é a sua aplicação como biofertilizante na produção agrícola, devido à sua capacidade de fixar azoto a taxas elevadas. Devido à preocupação crescente e altamente justificada com a conservação do ambiente e à necessidade de utilizar recursos renováveis e sustentáveis em todas as áreas de atividade do homem, uma das mais relevantes das quais é a agricultura, a aplicação da Azolla às culturas como fonte natural do nutriente crucial azoto pode ser muito benéfica para o futuro do nosso planeta. Para além da adequação ambiental da utilização de Azolla, para multidões de agricultores em muitas partes do mundo que não podem pagar fertilizantes químicos.

A aplicação de Azolla pode melhorar a sua situação económica, aumentando os rendimentos e minimizando os custos. No entanto, é necessário determinar as melhores técnicas de aplicação, que variam frequentemente de uma situação ambiental para outra, e essas técnicas têm de ser transmitidas de forma eficaz aos utilizadores, ou seja, aos agricultores. Apesar do grande número de investigações que têm sido realizadas nas últimas décadas, é necessária mais investigação para capitalizar este importante recurso natural, particularmente a investigação que brota de uma síntese de conhecimentos e que tem uma abordagem colaborativa. Este estudo, portanto, tenta rever e sintetizar as descobertas passadas e recentes relativas à biologia e utilização de Azolla-Anabaena, na esperança de que isso facilite a futura investigação colaborativa sobre esta "mina de ouro verde". A Azolla (feto mosquiteiro, feto lentilha de água, feto de fada e feto de água) é um feto flutuante em águas pouco profundas. Flutua à superfície da água por meio de numerosas e pequenas folhas, semelhantes a escamas, que se sobrepõem estreitamente, com as suas raízes suspensas na água.

Têm uma forma extremamente reduzida e são especializadas, não se parecendo em nada com um feto convencional, mas mais com uma lentilha d'água ou alguns musgos. As azolas formam uma relação simbiótica com a alga verde azul, Anabaena azollae, que fixa o azoto atmosférico e o converte em azoto vegetal. Este facto levou a que a planta fosse apelidada de "super planta", uma vez que pode facilmente colonizar áreas de água doce e crescer a grande velocidade, duplicando a sua biomassa a cada dois ou três dias. Uma planta de Azolla que flutua à superfície da água tem uma forma aproximadamente triangular ou circular e raramente ultrapassa os 3-4 cm (exceto na espécie A. nilotica). Os caules são cobertos e escondidos por folhas pequenas, alternas e imbricadas. As raízes adventícias formam-se na parte inferior do caule e crescem verticalmente na água. Cada folha é bilobada, a inferior, um lóbulo clorofilado que assegura a flutuação e a superior, clorofilada, que desenvolve uma cavidade que permanece em contacto com o meio exterior através de poros estruturalmente sofisticados. A cianobactéria Anaebaena azollae ocorre sob a forma de filamentos localizados nos ápices dos caules das plantas e no interior das cavidades foliares (Van Hove e Lejeune, 2002). Azolla é o único género da família Azollaceae e tem uma distribuição mundial desde climas temperados a tropicais.

Existem sete espécies de Azolla, que estão agrupadas em duas secções. A secção Rhizosperma inclui *Azolla nilotica*, nativa da África Oriental, e *A.pinnata*, da qual são geralmente reconhecidas duas variedades: *A.pinnata var.pinnata*, presente em toda a

África, Madagáscar e na Austrália, e A.*pinnata var*. imbricata da Ásia subtropical e tropical. A secção Azolla inclui: *A. caroliniana, A. mexicana* e *A. microphylla* da América temperada, subtropical e tropical, respetivamente, e A. faliculoides e A. rubra da América e do Extremo Oriente, respetivamente (Van Hove e Lejeune, 2002).

A azola pode ser utilizada como alimento, inibidor de mosquitos, adubo verde, herbicida, economizador de água, purificador de água, economizador de fertilizantes azotados, medicamento e para recuperar solos salinos (Van Hove e Lejeune, 1996). Há muito que é utilizada pelos agricultores, principalmente na Ásia, como alimento para os seus animais e como adubo verde. Vários estudos laboratoriais e de campo demonstraram um efeito benéfico inquestionável da Azolla como fertilizante orgânico de azoto, principalmente em termos de aumento do rendimento do grão de arroz. Além disso, foi demonstrado que a presença de um tapete de Azolla na superfície da massa de água reduz significativamente o desenvolvimento de ervas daninhas, limita a evapotranspiração, reduz a volatilização de fertilizantes N aplicados e purifica a água (Van Hove e Lejeune, 2002).

A azola é utilizada desde há muito tempo como adubo verde e como alimento para aves de capoeira (Basak *et al., 2002), suínos (Becerra et al., 1990) e peixes (Nwanna e Falaye, 1997).* A azola fresca é utilizada na preparação de composto. Uma vez que o feto tem uma excelente relação carbono/azoto, decompõe-se rapidamente e acelera a decomposição de outros resíduos orgânicos dentro da fossa de compostagem e é utilizado como biofertilizante em plantações de café (Anand Titus e Geeta Pereira, 2007). Azolla é um género de fetos aquáticos e plantas flutuantes de folhas pequenas, nativas das regiões tropicais, subtropicais e temperadas quentes de África, Ásia e Américas (Costa *et al.,* 2009). O género Azolla spp. é muito sensível à falta de água em ecossistemas aquáticos, tais como águas estagnadas, lagoas, valas, canais ou arrozais. Estas zonas podem estar sazonalmente cobertas por um tapete de Azolla associado a outras espécies de plantas flutuantes, como Lemna minor L. (lentilha-d'água), Pistia stratiotes L. (alface-d'água), *Trapa natans* L. (calda-d'água), *Wolffia* Horkel ex Schleid (farinha-d'água) ou *Salvinia molesta* D. S. Mitch e enraizamento na lama. S. Mitch e espécies que se enraízam na lama, como *Ceratophyllum demersum* L.

(hornwort), *Ludwigia palustris* (L.) Elliott (waterpurslane ou water-primrose), *Polygonum arenastrum* Boreau (knotweed) e *Neptunia* Lour (Kannaiyan e Kumar, 2006).

A Azolla é uma das macrófitas aquáticas de crescimento mais rápido do mundo, com um tempo de duplicação de apenas 2-5 dias (Taghi-Ganji *et al.*, 2005; Zimmerman, 1985). Embora as espécies de *Azolla* tenham vários benefícios, são também consideradas como ervas daninhas incómodas, em particular *A. pinnata* (R.Br.) e *A. filiculoides* (Lam.) (e.g. Barreto *et al.*, 2000). Muitos estudos mencionaram *a Azolla* como uma infestante (Bodle, 2008; Delnavaz e Azimi, 2009; Hill, 2003; Kay e Hoyle, 2000). Por exemplo, a planta nativa da América do Norte, *A. filiculoides,* invadiu muitos locais na Europa e na África do Sul (Hill, 2003), onde é atualmente considerada uma importante planta exótica infestante.

Algumas das alterações biológicas consistem na erradicação de espécies susceptíveis ou raras, na alteração das comunidades nativas e na proliferação de algas. A modificação das condições do substrato e das zonas costeiras, as alterações dos teores de oxigénio e de nutrientes, o pH e a transparência da água e a acumulação de poluentes são também alguns exemplos de alterações físico-químicas (Olenin *et al.*, 2007). Em contraste com as espécies nativas, as invasoras podem sobreviver e reproduzir-se numa vasta gama de condições ambientais (Devin e Beisel, 2007; Karatayev *et al.*, 2009). São frequentemente mais tolerantes à poluição (Wijnhoven *et al.*, 2003; Devin e Beisel, 2007; Normant *et al.*, 2007). *A. filiculoides* é um exemplo particular que invadiu muitos ecossistemas aquáticos *na* parte norte do Irão (por exemplo, a zona húmida de Anzali). Devido à sua disseminação maciça na zona húmida, algumas espécies de plantas que ocupam o mesmo nicho ecológico, como a lentilha d'água (*Lemna minor*), desapareceram completamente e algumas espécies, como *T. natans,* estão a enfrentar sérios problemas (JICA, 2005; Sadeghi *et al.*, 2012; Sadeghi *et al.*, 2013).

Objetivo

1. Recolha e extração da planta de Azolla obtida do vaso.
2. Investigar o rastreio fitoquímico do metabolito secundário da Azolla.
3. Determinar a atividade antimicrobiana e a atividade antioxidante de eliminação de radicais livres da Azolla.

Revisão da literatura

Há uma variação na composição nutricional da farinha de Azolla em diferentes estudos que pode ser atribuída a diferenças na resposta das estirpes de Azolla a condições ambientais como a temperatura, a intensidade da luz e os nutrientes do solo que, consequentemente, afectam a sua morfologia e composição de crescimento. Além disso, a diferença de espécies de Azolla pode alterar a sua composição. Além disso, a contaminação com algas epífitas pode também ser importante a ponto de afetar os resultados da composição química (Sanginga e Van Hove, 1989).

Os autores Singh e Subudhi (1978), Tamang e Samanta (1991), Anand Titus e Geeta Pereira (2007), Ali e Leeson (1994), Khatun (1996), Parthasarathy *et al.* (2002), Alalade e Iyayi (2006) e Balaji *et al.* (2009) registaram variações na composição química da *Azolla pinnata.* Seyed Mozafar *et al.* (1990) referiram que *a Azolla microphylla* continha proteína bruta 25,33, extrato etéreo 3,01, fibra bruta 11,06 e cinzas totais 23,59 por cento. O conteúdo mineral da Azolla era de Ca 1,70 e P 1,05 por cento. O teor de NDF e ADF foi de 40,36 e 25,24%, respetivamente. O perfil de aminoácidos essenciais da azola foi favoravelmente comparável ao de outras proteínas vegetais. No entanto, os aminoácidos que contêm lisina e enxofre, a metionina e o cisténio eram deficientes na *Azolla microphylla*, tal como acontece com a maioria das proteínas foliares. No entanto, é uma fonte rica de arginina, histidina, isoleucina, serina e triptofano.

Ali e Leeson (1995) e Alalade e Iyayi (2006) revelaram que a farinha de Azolla é rica em leucina, lisina, arginina e valina, enquanto o triptofano e o enxofre contendo aminoácidos eram deficientes. Ecerra *et al.* (1995) analisaram a composição química da *Azolla microphylla* para saber se continha 26,7% de proteínas brutas, 15,1% de cinzas, 94,4% de humidade, 0,4% de fósforo, 0,8% de cálcio e 4,6% de extrato etéreo e 11,2% de fibra bruta com base na matéria seca. Kamalasanana Pillai *et al. (2005) referiram que a Azolla é muito rica em proteínas,* aminoácidos essenciais, vitaminas (vitamina A, vitamina B12 e beta-caroteno), intermediários promotores de crescimento e minerais como cálcio, fósforo, potássio, ferro, cobre, magnésio, etc.

Singh *et al.* (1983) efectuaram um ensaio de crescimento e digestibilidade em novilhas cruzadas e concluíram que a Azolla seca ao sol podia substituir a mistura de concentrado na dieta até 100%. Nik-Khah e Motaghi-Talab (1992) referiram que a Azolla pode ser incorporada na mistura de concentrado de vacas em lactação até um nível de 35 por cento. Eles também indicaram que as diferenças entre as produções de leite e os constituintes do leite (gordura, proteína, cinzas, lactose e sólidos totais) não eram estatisticamente significativas. Gavina (1993) revelou que não havia diferença significativa no peso final médio, no consumo de ração e na eficiência de conversão alimentar de porcos alimentados com dietas contendo Azolla até 40%. Sreemannaryana *et al.* (1993) incorporaram 10, 15 e 20 por cento de Azolla numa mistura comercial de rações para coelhos neozelandeses e coelhos gigantes cinzentos russos e observaram um ganho de peso médio diário mais elevado de 27,3 g com 20 por cento de inclusão, em comparação com os níveis de controlo, 10 e 15 por cento.

Tamang e Samanta (1993) indicaram que a azolla seca ao sol pode ser incorporada até 20% da mistura de concentrados de cabritos sem quaisquer efeitos deletérios no desempenho, digestibilidade de vários nutrientes, características da carcaça, parâmetros hematológicos e bioquímicos. Duran (1994) referiu que a planta aquática *Azolla filiculoides* pode substituir até 20% da proteína do grão de soja sem deterioração do desempenho de suínos em crescimento e em fase de acabamento. A Azolla é uma das plantas aquáticas mais nutritivas, devido ao seu elevado teor de proteínas brutas e de carotenóides e ao seu perfil de aminoácidos geralmente bom. Pode ser incorporada na alimentação de peixes (Nwanna e Falaye, 1997), suínos (Becerra *et al.,* 1990), frangos de carne (Basak *et al.,* 2002), patos (Becerra *et al.,* 1995), coelhos (Sreemannaryana *et al.,* 1993), pequenos ruminantes (Tamang e Samanta, 1993) e ruminantes (Nik-Khah e Motaghi-Talab, 1992). Estudos realizados com porcos desi alimentados com misturas de concentrados isonitrogénicos contendo azola seca ao sol revelaram que a azola pode ser incorporada até 30% sem qualquer efeito adverso considerável no crescimento (Parthasarthy *et al.*, 2003). Assim, provavelmente, devido à baixa digestibilidade, a farinha de azola pode não ser adequada como única fonte de alimentação para frangos de carne (Buckingham et al.,

1978). A menor digestibilidade e o maior teor de fibras da farinha de azola podem ser responsáveis por uma menor eficiência proteica a um nível mais elevado de inclusão de azola.

Basak et al., (2002), relataram que a eficiência energética dos frangos de carne em diferentes tratamentos dietéticos foi altamente significativa durante 5-6 e 2-6 semanas de idade. Às 5-6 semanas de idade, a eficiência energética foi melhor no grupo que recebeu 5 por cento de Azolla, o que diferiu significativamente dos grupos que receberam 10 e 15 por cento de Azolla, mas não do controlo. Com 2-6 semanas de idade, a eficiência energética foi melhor tanto no grupo que recebeu 5 por cento como no grupo de controlo e a eficiência energética foi mais fraca nos grupos tratados com 10 e 15 por cento.

A Azolla é uma das plantas aquáticas mais nutritivas, devido ao seu elevado teor de proteínas brutas e carotenóides e ao seu perfil de aminoácidos geralmente bom. Pode ser incorporada na alimentação de peixes (Nwanna e Falaye, 1997), porcos (Becerra *et al., 1990),* frangos *de carne* (Basak *et al., 2002), patos (Becerra et al., 1995), coelhos (Sreemannaryana et al., 1993), pequenos ruminantes (Tamang e Samanta, 1993) e ruminantes (Nik-Khah e* Motaghi-Talab, 1992). Estudos realizados com porcos desi alimentados com misturas de concentrados isonitrogénicos contendo azola seca ao sol revelaram que a azola pode ser incorporada até 30% sem qualquer efeito adverso considerável no crescimento (Parthasarthy *et al., 2003).*

Verificou-se que uma primeira cultura de arroz recuperava apenas 15,20% do azoto em A. filiculoides que tinha sido marcado com lSN e incorporado no solo (Lumpkin, 1987a). Ventura et al. (1992) verificaram que as frondes de Azolla com elevado teor de azoto apresentavam uma mineralização de azoto mais rápida e maior do que as frondes com baixo teor de azoto, independentemente da espécie. Das quatro espécies testadas sob as mesmas condições, a A. microphylla apresentou o maior teor de azoto, enquanto a A. pinnata var. pinnata apresentou o menor. A eficácia da Azolla como biofertilizante é determinada principalmente pelo seu teor de azoto, que, por sua vez, depende do nível de nutrição em fósforo e da espécie de Azolla. A incorporação da

Azolla no solo também aumenta a libertação de outros nutrientes. Mian e Azmal (1989) descobriram que quando a Azolla foi cultivada com arroz e incorporada, cerca de 28% do fósforo presente na Azolla foi subsequentemente absorvido pelo tecido da planta de arroz.

Recentemente, tem sido efectuada investigação sobre a hibridação sexual num esforço para melhorar o desempenho da Azolla (Watanabe & Liu, 1992). A hibridação entre A. microphylla e A. filiculoides (macho) melhorou a produção anual de biomassa. No material de origem, o último cresceu melhor na primavera, enquanto o primeiro cresceu melhor no verão e no outono devido à sua tolerância a temperaturas mais elevadas. O híbrido, no entanto, produziu biomassa comparável à de A. *filiculoides* na primavera e comparável à de *A. microphylla* no verão e no outono, aumentando assim a produção anual global. Van Cat et al. (1989) mostraram que os híbridos entre estas duas espécies apresentavam comprimentos de caule intermédios entre os dos progenitores. O híbrido não mostrou stress (cor vermelha) em condições de carência de fósforo ou de cálcio e tinha um teor de azoto mais elevado do que o progenitor *A. microphylla.* A produção de biomassa no campo foi superior à de *A. microphylla.*

Também se registou algum sucesso na transferência de Anabaena de uma espécie de Azolla para outra (Watanabe & Liu, 1992). A transferência de Anabaena de A. microphylla, tolerante à temperatura, para A. filiculoides, sem Anabaena, resultou numa tolerância a altas temperaturas nesta última, indicando que a tolerância ao calor pode ser parcialmente controlada pelo simbionte. Estes recentes progressos na hibridação sexual indicam que o melhoramento genético pode ser a chave para melhorar algumas das características que limitam a utilização da Azolla, tais como a sensibilidade a altas temperaturas, uma elevada necessidade de fósforo e a suscetibilidade ao ataque de insectos (Watanabe & Liu, 1992). Em resumo, as características que tornam a Azolla adequada como biofertilizante para o arroz são as seguintes

1. Um habitat de água doce pouco profundo, como o que se encontra num campo de arroz inundado, é o ideal

ambiente para Azolla.

2. A Azolla fixa o azoto a taxas substanciais.

3. A azola tem um crescimento rápido.

4. Uma vez que a Azolla flutua à superfície da água, não pode competir com o arroz pela luz e pelo espaço.

5. Na maior parte dos climas, a Azolla desenvolve-se melhor sob uma sombra parcial de vegetação que um dossel de arroz, nas suas fases inicial e intermédia de crescimento, pode facilmente proporcionar.

6. Quando o arroz se aproxima da maturidade, devido às baixas intensidades luminosas sob o dossel e

A depleção de nutrientes, a Azolla começa a morrer e a decompor-se, libertando assim nutrientes

no meio.

7. A Azolla decompõe-se rapidamente e, portanto, o azoto que fixou e o fósforo e outros nutrientes que pode ter absorvido da água, talvez em competição com o arroz, são rapidamente libertados de volta para o meio e disponibilizados para absorção pelo arroz durante o desenvolvimento do grão.

8. A Azolla tem uma maior capacidade do que o arroz para acumular potássio nos seus tecidos em ambientes com baixo teor de potássio; assim, após a decomposição, torna este nutriente disponível para o arroz.

9. Ao contrário dos adubos químicos azotados, a Azolla tem efeitos residuais a longo prazo, nomeadamente a melhoria da fertilidade do solo através do aumento do azoto total, do carbono orgânico, do fósforo disponível, do potássio e de outros nutrientes.

10. Se forem aplicados fertilizantes químicos azotados, um tapete de Azolla reduz a volatilização do amoníaco que normalmente ocorre.

11. Um tapete espesso de Azolla num campo de arroz tem o benefício secundário de suprimir as ervas daninhas.

A Azolla pode ser benéfica para muitas culturas-alvo, para além do arroz. Particularmente, qualquer cultura agrícola que cresça em condições de alagamento pode ser uma cultura alvo adequada para a Azolla. Entre estas, destacam-se o taro e os seus parentes. Na China, a Azolla é utilizada como adubo verde para o taro (Colocasia esculenta) (Anónimo, 1982). Teckle-Haimanot (1995), experimentando a utilização de Azolla mexicana em taro nas Ilhas Cook, descobriu que a incorporação de Azolla na lama e a subsequente consociação com Azolla resultou em rendimentos 54,6% maiores do que o controlo, enquanto o taro consorciado com Azolla em água de fluxo lento deu rendimentos 87,3% maiores do que o controlo. Ambos os tratamentos com Azolla deram rendimentos significativamente mais elevados do que os tratamentos fertilizados com azoto químico e fósforo. A Azolla também é benéfica para o trigo quando aplicada num sistema rotativo de cultivo de arroz-trigo (Kolhe & Mittra, 1990). A Azolla aplicada como uma monocultura entre as culturas de trigo e arroz, ou aplicada como uma cultura intercalar com arroz, tem um efeito benéfico significativo nas culturas de trigo subsequentes. Mahapatra e Sharma (1989) descobriram que a aplicação de Azolla com Sesbania teve efeitos residuais benéficos nas culturas de trigo subsequentes, aumentando o rendimento de grãos em 56-69% em relação aos controlos.

A Azolla pode ser utilizada para o controlo de ervas daninhas. Krock *et al. (1991)* verificaram que uma cobertura de Azolla reduziu significativamente a quantidade total de ervas daninhas, particularmente a erva daninha predominante Monochoria vaginalis, embora as gramíneas e as sebes nem sempre pudessem ser controladas. A cobertura de Azolla reduziu a intensidade da luz em cerca de 90%, diminuindo a fotossíntese nas águas de inundação e reduzindo assim a concentração de oxigénio na água em mais de 50%. Para além de reduzir a intensidade luminosa, a cobertura de Azolla altera a qualidade da luz, uma vez que as folhas verdes têm um efeito de filtro que aumenta a quantidade relativa de raios infravermelhos. Este facto pode dificultar a germinação de sementes sensíveis à luz. As pteridófitas, constituídas pelos fetos e seus aliados, são um dos grupos de plantas terrestres mais antigos da Terra e constituem um vasto grupo de criptógamas vasculares.

A Índia é uma das regiões floristicamente mais ricas em flora pteridófita, em particular em fetos, devido à natureza variada da precipitação, à temperatura e às variações altitudinais desde o nível do mar. Beddome, (1873), na sua publicação intitulada "The ferns of Southern India" (Os fetos do Sul da Índia), enumerou os vários fetos do Sul da Índia. Nayar e Kaur (1974), no seu livro intitulado "Companion to Beddome's Handbook to thferns of British India", enumeraram as alterações nomenclaturais relativas apenas aos nomes de Beddome (1883, 1892). Mais tarde, Chandra e Kaur (1987, 1994) também actualizaram a nomenclatura de todos os taxa ilustrados em Beddome's Ferns of South India (1863-1864), Ferns of British India (1865-1870) e Ferns of South & British India (1876). Assim, de um modo geral, todos estes trabalhos constituem apenas um levantamento das pteridófitas e são também trabalhos sobre a morfologia das pteridófitas. Chandra, S. (1999), no seu livro 'The ferns of India', investigou o inventário e a documentação da flora indiana de fetos.

As investigações fitoquímicas dos fetos foram estudadas em menor escala do que as das plantas superiores. A maior parte dos trabalhos fitoquímicos sobre fetos do Rajastão diz respeito aos metabólitos primários. A fitoquímica é uma das áreas mais modernas e em rápida expansão da taxonomia vegetal, que utiliza informação química para melhorar a classificação das plantas. O estudo dos aminoácidos livres nas *folhas de Ophioglossum no momento da* iniciação da *espiga* indica a alteração do padrão de aminoácidos livres em diferentes fases do ciclo de vida com a alteração dos padrões de metabolismo (Goswami e Khandelwal, 1976). Shetty (1971) estudou o efeito do Nacl no TAN em *Acrostichum aureum*

A relação entre o teor de hidratos de carbono e a organização e o hábito de vida em quatro espécies de Selaginella dos Himalaias foi investigada por Loyal et al., (1991). Foram efectuados estudos bioquímicos e fisiológicos exaustivos sobre o feto aquático heterosporoso Azolla devido à importância deste feto na agricultura como biofertilizante. Assim, a análise química (Ahluwalia et al., 1991, Harsh e Sharma

1994), os estudos fisiológicos sobre a fixação do azoto (Reddy 1987, Singh e Singh 1987a, b, Sukumar e Kannaiyan, 1987, Rajarathinam et al., 1989a, b, Sah et al., 1989a, b) e os efeitos dos metais pesados no crescimento e na atividade da Azolla (Sarkar e Jana 1987,Mishra et al., 1987) foram estudados por vários trabalhadores. O comportamento das clorofilas, dos carotenóides e dos fenóis na resistência à seca dos fetos e dos fetos-galinha (Selaginella) do Rajastão foi estudado por Bohra et al., (1979), Vyas et al., (1989), Rathore e Sharma (1991) e Sharma et al., (1992). Patric Raja et al., (1991, 1995) e Ramchandran et al., (1991) efectuaram estudos ecofisiológicos sobre os fetos de Kothyar e Palni Hills (Sul da Índia). A análise fitoquímica dos fetos comestíveis, Ampelopteris prolifera e Diplazium esculentum Retz.Sw. (Shankar e Khare 1985, Singh et al., 1989) mostra o valor nutricional destes fetos. Os fetos medicinais estão a ganhar importância nos últimos dias pelo facto de vários fetos medicinais da Índia terem sido submetidos a análises fitoquímicas. *Asplenium sp. e Psilotum,* raros, ameaçados de extinção e importantes do ponto de vista medicinal, *foram investigados* fitoquimicamente por Lal (1979), Rohtagi *et al. (1984), Khare e Shankar* (1987) e Varma (1992).

Foi confirmado que os esporos do feto de água salobra *Achrosticum aureum Linn. parecem ser um* alergénio *potencial* (Yesmeen e Devi 1987). Um óleo, que pode ser utilizado como potencial antibiótico e agente quimioterapêutico anticancerígeno (Khandelwal *et al., 1985), foi extraído de várias espécies de Ophioglossum por* Khandelwal *et al. (1989).* O rastreio fitoquímico preliminar de 19 espécies de fetos Thelypteroid do Sul da Índia mostra a ocorrência de esteróides, alcalóides, fenol, catequina, saponina e tanino em todas as espécies (Britto *et al.,* 1994b). Triterpenóides e antraquinona não foram encontrados em nenhuma das espécies investigadas. Mas, Irudayaraj (1996) relatou a presença de triterpenóides nas glândulas epidérmicas de *Christella parasitiica. Os flavonóides* também foram estudados por Britto *et al., (1993, 1994 a, b, c, d).* A análise quantitativa de pigmentos (clorofilas, carotenóides), hidratos de carbono (açúcares, amido), compostos azotados (aminoácidos, proteínas, azoto) foi efectuada num grande número de fetos, tais como os fetos Thelypteroid do sul da Índia (Britto *et al.,1992, 1993, 1994a, b), Hypolepis, Pteridium, Histiopteris e*

Cyathea (Gopalakrishnan et al., 1993 a, b), Pteris (Jesudass *et al., 1993) e fetos do Rajastão e seus* aliados (Kaur *et al.,1986, Vyas e Sharma, 1988, Sharma, 1989, Rathore* e Sharma 1990, Vyas *et al., 1995).* Investigações ecológicas sobre alguns fetos do Rajastão em relação à sua tolerância à seca e à permeabilidade das membranas celulares (Khan, 1995) mostram que se observam mais danos nas clorofilas e carotenóides em *Christella dentata do que em Hypodematium crenatum.*

Yadav (1995) registou um teor global mais elevado de vários metabolitos (açúcares solúveis, fenóis, proteínas solúveis, aminoácidos, amido, prolina e lípidos) nas populações selvagens em comparação com as populações cultivadas de três espécies de *Marsilea. Uma* tendência *inversa* foi observada no conteúdo de carotenóides por Kumar (1995). Um estudo comparativo dos aminoácidos livres foi efectuado por Khandelwal e Goswami (1976) em várias espécies de *Ophioglossum,* indicando a estreita relação entre a configuração genética e a incorporação de aminoácidos nos blocos de construção estruturais e funcionais. Sharma e Sharma (1992) identificaram vários flavonóides em oito fetos diferentes do Rajastão por cromatografia em papel com a ajuda de flavonóides padrão.

A Azolla é utilizada como suplemento alimentar (fresco ou seco ou como silagem) para uma variedade de animais, incluindo porcos (na China), coelhos, galinhas e patos (no Senegal e na Costa do Marfim) e peixes (na China) (Van Hove, 1989). Sculthorpe (1967) relata que a Azolla é colhida em grandes quantidades de corpos de água em partes da África tropical, Índia e Sudeste Asiático e utilizada como forragem para gado e porcos. Ali e Leeson (1995), numa experiência com frangos de carne, verificaram que a utilização de ração Azolla resultou em valores de crescimento e peso corporal semelhantes aos resultantes da utilização de farinha de milho-soja. Num estudo com vacas em lactação, Nik-Khah e Motaghi-Taiab (1992) verificaram que a Azolla podia ser utilizada como ingrediente alimentar (constituindo até 35%), sendo a produção de leite e as percentagens de gordura mantidas aos mesmos níveis que com as rações convencionais. Os níveis de produção, no entanto, não foram aumentados. Das et al. (1994) verificaram que o chorume de Azolla pinnata digerido que restava após a produção de biogás (ver abaixo) era adequado como fertilizante para tanques de peixes, aumentando significativamente as populações de fitoplâncton em comparação com o estrume de vaca digerido ou cru.

Além disso, eles descobriram que a ração convencional para peixes e o chorume digerido de Azolla, misturados na proporção de 4:1, resultaram na maior taxa de crescimento dos peixes. El-Sayed (1992), por outro lado, descobriu que suplementar a dieta de alevins e adultos de tilápia do Nilo, Oreochromis niloticus L., com Azolla pinnata teve um efeito negativo no crescimento dos peixes. Um sistema de cultura de arroz-Azolla para peixes provou ser bastante bem sucedido em Fujian, China (Watanabe & Liu, 1992). São cavados buracos e valas no campo de arroz com a plantação de arroz em fileiras duplas e estreitas. Isto permite espaço para a pesca sem reduzir o rendimento do arroz. Várias estirpes de Azolla são inoculadas e três ou mais tipos de peixes (herbívoros e omnívoros) são misturados em proporções adequadas. Por vezes é necessário um suplemento de ração para peixes. Este sistema demonstrou uma recuperação de 27% do azoto da Azolla pelos peixes e 23% pelo arroz, com 35% de incorporação no solo e nas águas de inundação (15% de perda). Em comparação, um sistema simples de arroz-Azolla resultou em 26% de recuperação do azoto Azolla pelo arroz, com 35% de incorporação no solo e nas águas de inundação (39% de perda). O potássio também foi reciclado eficazmente pelo sistema dce-AzoUa-fish.

A ocorrência de doenças e pragas de insectos foi reduzida. Assim, este sistema reduz as despesas através da redução das entradas de fertilizantes e pesticidas necessários, aumenta os rendimentos dos agricultores e aumenta a estabilidade ecológica. A Azolla parece ser adequada para consumo humano. Alguns investigadores experimentaram a preparação da Azolla em sopa ou em bolas de "carne de Azolla" como alimento para o homem. No entanto, estas receitas ainda não foram publicadas (Van Hove, 1989). Li Shi-zhen publicou um livro na China no século XVI que descrevia as propriedades medicinais da Azolla (Shi & Hall, 1988). Na Tanzânia, foi relatado que a Azolla é utilizada eficazmente como um medicamento tradicional para a tosse (Wagner, 1996). Outra utilização potencial ainda não desenvolvida do AzoUa é a produção de hidrogénio, um combustível não poluente e de alta energia.

Quando a Azolla-Anabaena é cultivada numa atmosfera sem azoto e/ou num meio aquoso contendo nitrato, a nitrogenase do simbionte, em vez de fixar o azoto, produz hidrogénio, utilizando a água como fonte (Peters, 1975, 1976; Newton, 1976). Newton (1976) registou a produção de hidrogénio a uma taxa de 760 nmol H2 g-i de peso fresco hora -t. Estudos mais recentes (Hall et al., 1995) mostraram que as taxas de produção de hidrogénio podem ser aumentadas através da exposição a um ambiente microaeróbio, a um vácuo parcial ou a atmosferas enriquecidas com árgon ou dióxido de carbono ou através da imobilização de células de Anabaena azollae isoladas do feto. As células podem ser imobilizadas por aprisionamento em géis ou polímeros transparentes ou translúcidos, a fim de aumentar o tempo de vida funcional das células. Utilizando um biorreactor de coluna "trickling-medium", Park et al. (1991) obtiveram uma taxa de produção de 83 ml H2 g-1 Chl dia -1. Alguns investigadores, nomeadamente nas Filipinas, investigaram a utilização da Azolla na produção de biogás.

A fermentação anaeróbica de Azolla (ou uma mistura de Azolla e palha de arroz) resulta na produção de gás metano que pode ser utilizado como combustível. Além disso, o efluente restante pode ser utilizado como fertilizante porque contém todos os nutrientes originalmente incorporados nos tecidos das plantas, exceto uma pequena percentagem de azoto perdido como amoníaco (Van Hove, 1989). Das et al. (1994) misturaram estrume de vaca e resíduos de Azolla pinnata e descobriram que o melhor rácio era 1:0,4, o que dava uma produção de gás 1,4 vezes superior à do estrume de vaca sozinho. A Azolla pode ser utilizada para o controlo de ervas daninhas. Krock et al. (1991) verificaram que uma cobertura de Azolla reduziu significativamente a quantidade total de ervas daninhas, particularmente a erva daninha predominante Monochoria vaginalis, embora as gramíneas e as sebes nem sempre pudessem ser controladas.

A cobertura de Azolla reduziu a intensidade da luz em cerca de 90%, diminuindo a fotossíntese nas águas da inundação e reduzindo assim a concentração de oxigénio na água em mais de 50%. Para além de reduzir a intensidade da luz, a cobertura de Azolla altera a qualidade da luz, uma vez que as folhas verdes têm um efeito de filtro que aumenta a quantidade relativa de raios infravermelhos. Este facto pode dificultar a germinação de sementes sensíveis à luz. A Azolla também pode ser utilizada no controlo dos mosquitos, pois um tapete espesso de Azolla na superfície da água pode impedir a reprodução e o aparecimento de adultos. Num estudo de piscinas, lagos, poços, campos de arroz e drenos, Ansari e Sharma (1991) descobriram que a reprodução de Anopheles spp. foi quase completamente suprimida em corpos de água que estavam completamente cobertos com Azolla. A reprodução de Culex spp. não foi completamente inibida, mas foi reduzida. Rajendran e Reuben (1991) descobriram que as populações de mosquitos imaturos de Anopheles subpictus Grassi, Culexpseudovishnui Colless e C. tritaeniorhynchus Giles foram reduzidas por uma cobertura de 90% de Azolla microphylla. No entanto, concluíram que embora o AzoUa possa ser útil no controlo de mosquitos em arroz de longo prazo, pode ser de pouco valor em arroz de curto e médio prazo: as densidades máximas de larvas ocorrem durante a segunda semana após o transplante de arroz, mas apenas 80% de cobertura por Azolla pode ser alcançada 13-14 dias após o transplante. Testes laboratoriais (Rajendran & Reuben, 1988) mostraram que A. pinnata reduziu grandemente tanto a oviposição como a emergência de adultos de Culex quinquefasciatus Say e Anopheles culicifacies Giles, mas não a sobrevivência das larvas. A eclodibilidade dos ovos foi parcialmente reduzida neste último.

Também é possível que a azola possa ser utilizada para purificar águas poluídas. Jain et al. (1989) descobriram que a A. pinnata e a Lemna minor (lentilha d'água) removiam os metais pesados ferro e cobre da água poluída, quando presentes em baixas concentrações. Sugeriram que os efluentes que contêm esses poluentes em baixas concentrações poderiam ser tratados passando-os por tanques que contêm uma ou ambas as plantas aquáticas. Saxena (1995) verificou que uma cultura mista de Lemna e Azolla na proporção de 2:1 era capaz de purificar suficientemente os efluentes altamente poluídos de uma fábrica, ao ponto de poderem ser utilizados para fins agrícolas.

A Azolla é utilizada como suplemento alimentar (fresco ou seco ou como silagem) para uma variedade de animais, incluindo porcos (na China), coelhos, galinhas e patos (no Senegal e na Costa do Marfim) e peixes (na China) (Van Hove, 1989). Sculthorpe (1967) relata que *a Azolla* é colhida em grandes quantidades de corpos de água em partes da África tropical, Índia e Sudeste Asiático e utilizada como forragem para gado e porcos. Ali e Leeson (1995), numa experiência com frangos de carne, verificaram que a utilização de ração *Azolla* resultou em valores de crescimento e peso corporal semelhantes aos resultantes da utilização de farinha de milho-soja. Num estudo com vacas em lactação, Nik-Khah e Motaghi-Taiab (1992) verificaram que *a Azolla* podia ser utilizada como ingrediente alimentar (constituindo até 35%), mantendo-se a produção de leite e as percentagens de gordura aos mesmos níveis que com as rações convencionais. Os níveis de produção, no entanto, não foram aumentados.

Das et al. (1994) descobriram que o chorume de *Azolla pinnata* digerido que restava após a produção de biogás (ver abaixo) era adequado como fertilizante para tanques de peixes, aumentando significativamente as populações de fitoplâncton em comparação com o esterco de vaca digerido ou cru. Além disso, eles descobriram que a ração convencional para peixes e o chorume de *Azolla* digerido, misturados na proporção de 4:1, resultaram na maior taxa de crescimento dos peixes. El-Sayed (1992), por outro lado, descobriu que suplementar a dieta de alevins e adultos de tilápia do Nilo, *Oreochromis niloticus* L., com *Azolla pinnata* teve um efeito negativo no crescimento dos peixes. *Um* sistema de cultura de *arroz-Azolla para peixes provou ser* bastante bem sucedido em Fujian, China (Watanabe & Liu, 1992). São cavados buracos e valas no campo de arroz com a plantação de arroz em fileiras duplas e estreitas. Isto permite espaço para a pesca sem reduzir o rendimento do arroz. Várias estirpes *de Azolla são inoculadas* e três ou mais tipos de peixes (herbívoros e omnívoros) são misturados em proporções adequadas.

Por vezes é necessário um suplemento de ração para peixes. Este sistema demonstrou resultar em 27% de recuperação do azoto *Azolla* pelos peixes e 23% de recuperação pelo arroz, com 35% de incorporação no solo e nas águas de inundação (15% de perda). Em comparação, um sistema simples de *arroz-Azolla* resultou em 26% de recuperação do azoto *Azolla* pelo arroz, com 35% de incorporação no solo e nas águas de inundação (39% de perda). O potássio também foi reciclado eficazmente pelo sistema *dce-Azolla-peixe*. Além disso, a ocorrência de doenças e de insectos pragas foi reduzida. Assim, este sistema reduz as despesas através da redução das entradas de fertilizantes e pesticidas necessários, aumenta os rendimentos dos agricultores e aumenta a estabilidade ecológica. *A Azolla* parece ser adequada para consumo humano.

Alguns investigadores experimentaram a preparação de *Azolla* em sopa ou de bolas de *"carne de Azolla"* como alimento para o homem. No entanto, estas receitas ainda não foram publicadas (Van Hove, 1989). Li Shi-zhen publicou um livro na China no século XVI que descrevia as propriedades medicinais da *Azolla* (Shi & Hall, 1988). Na Tanzânia, foi relatado que *a Azolla* é utilizada eficazmente como um suplemento alimentar (fresco ou seco ou como silagem) para uma variedade de animais, incluindo porcos (na China), coelhos, galinhas e patos (no Senegal e na Costa do Marfim) e peixes (na China) (Van Hove, 1989). Sculthorpe (1967) relata que *a Azolla* é colhida em grandes quantidades de corpos de água em partes da África tropical, Índia e Sudeste Asiático e utilizada como forragem para gado e porcos. Ali e Leeson (1995), numa experiência com frangos de carne, verificaram que a utilização de ração *Azolla* resultou em valores de crescimento e peso corporal semelhantes aos resultantes da utilização de farinha de milho-soja.

\ MATERIAIS E MÉTODOS

3.1 Materiais e métodos

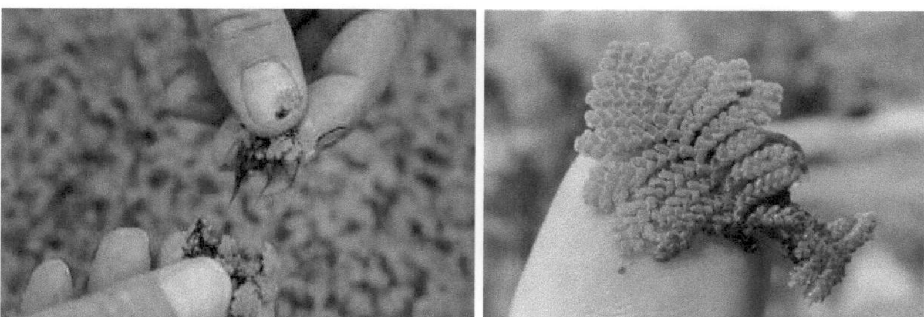

Fig.3.1.1 Planta Azolla

Foi recolhido material fresco do vaso, que foi levado para o laboratório e limpo de todos os detritos. O material fresco foi então lavado várias vezes em água da torneira. Posteriormente, as plantas foram lavadas com água bidestilada e secas ao ar. O material seco foi então transformado em pó.

3.2 FLUXOGRAMA DO TRATAMENTO DAS AMOSTRAS

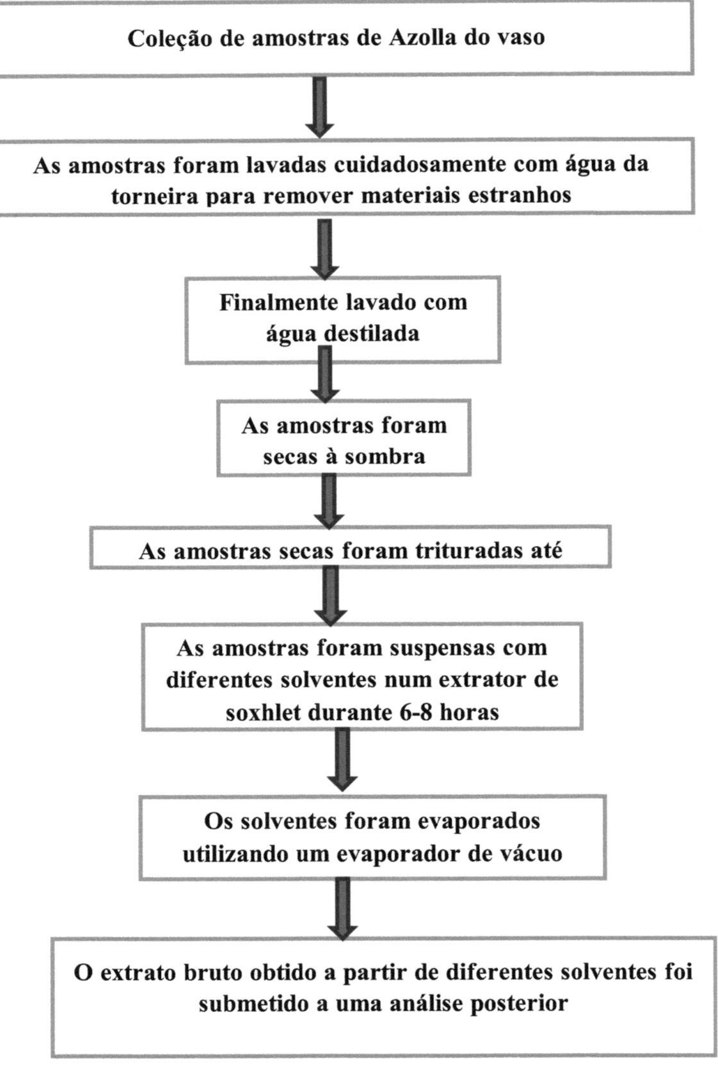

- **3.3 EXTRACÇÃO DE SOXHLET** (Sharief *et al.*, 2014)
- A extração da Azolla foi efectuada com diferentes solventes, por ordem crescente de polaridade, *nomeadamente* hexano, clorofórmio, acetato de etilo,

acetona, metanol e água, utilizando um extrator de soxhlet. O conteúdo de cada frasco foi submetido a refluxo abaixo do ponto de ebulição do respetivo solvente hexano (60°C), clorofórmio (67°C), acetato de etilo (77°C), acetona (55°C), metanol (65°C) e água destilada (100°C) para solubilizar o composto bioativo no solvente. Em seguida, os extractos totais obtidos de cada solvente foram submetidos a evaporador de vácuo rotativo e os extractos brutos obtidos foram armazenados no frigorífico e utilizados para análises posteriores.

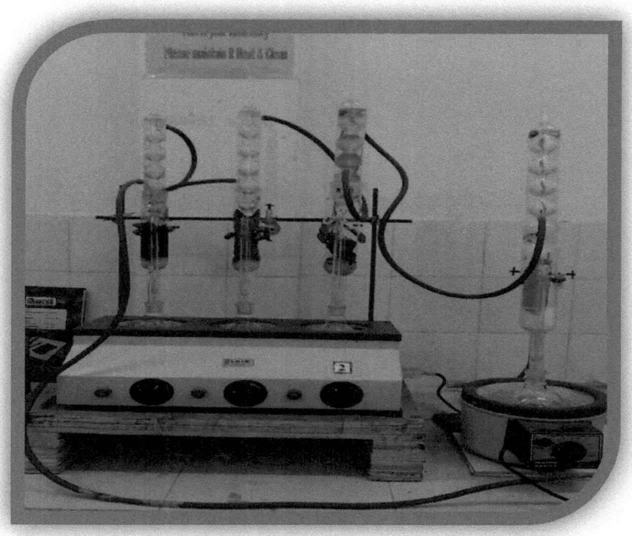

Aparelho de Soxhlet

3.4 Evaporação rotativa:

O evaporador rotativo (também chamado "Rotavaps") é utilizado para remover solventes de misturas de reação. Encontra-se em quase todos os laboratórios orgânicos, uma vez que permite efetuar esta tarefa muito rapidamente. Um rotavaporizador típico tem um banho de água que pode ser aquecido num recipiente metálico. Isto evita que o solvente congele durante o processo de evaporação. O solvente é removido sob vácuo, é retido por um condensador e é recolhido para fácil reutilização.

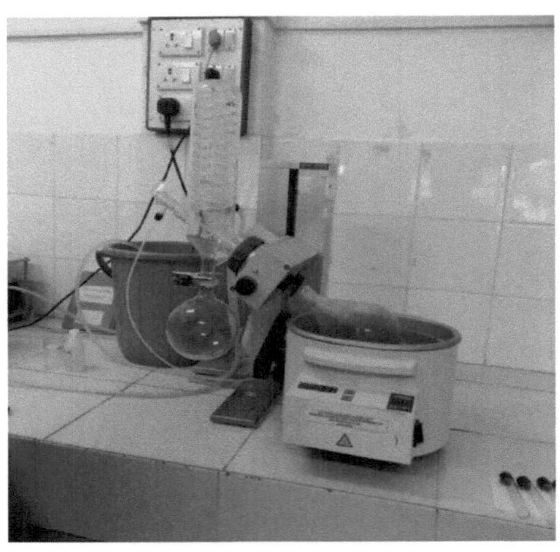

Aparelho de vapor rotativo

3.5 ENSAIO DE RASTREIO FITOQUÍMICO

Os fitoquímicos são substâncias químicas derivadas de plantas e o termo é frequentemente utilizado para descrever o grande número de compostos metabólicos secundários encontrados nas plantas. O ensaio de rastreio fitoquímico é um procedimento simples, rápido e barato que dá ao investigador uma resposta rápida aos vários tipos de fitoquímicos numa mistura e uma ferramenta importante na análise de compostos bioactivos. (*Sasidharanet al.*, 2011). Os extractos de plantas medicinais e de ervas daninhas marinhas foram analisados quanto à presença de diferentes fito constituintes, seguindo os testes fitoquímicos padrão.

Reagentes utilizados para o rastreio de fitoquímicos:

Reagente de Wagner : Dissolveram-se 16,6 g de iodeto de potássio em 100 ml de água destilada e adicionaram-se alguns cristais de iodo à solução, agitando-se convenientemente.

Solução de amoníaco: foi utilizada uma solução de amoníaco a 25%.

Solução de hidróxido de sódio a 10%: Dissolver 10 g de NaOH em 100 ml de água destilada.

Solução de **HNO_3**: utilizou-se HNO_3 a 69-72 %Solução de cloreto férrico: Dissolveram-se 15 g de hexaydrato de cloreto férrico em 100 ml de água destilada.

Reagente de Fehling:

Solução A: 31,66 g de $CuSO_4$ foram dissolvidos numa quantidade suficiente de água para produzir 500 ml de solução.

Solução B: 176 g de tartarato de sódio e potássio e 77 g de NaOH foram dissolvidos numa quantidade suficiente de água para produzir 500 ml de solução. Finalmente, misturaram-se volumes iguais das soluções A e B para preparar a solução de Fehling.

Reagente de Benedict:

Solução A : 50 m de $NaCO_3$ cristalino, 50 g de citrato de sódio e 31,25 g de tiocianato de potássio foram dissolvidos em 200 ml de água destilada quente.

Solução B: 4,5 g de $CuSO_4$ foram dissolvidos em 25 ml de água para preparar uma solução de sulfato de cobre.

Solução C: foi preparada uma solução a 5% de ferrocianato de potássio. Por fim, preparou-se o reagente de Benedict misturando 200 ml da solução A, 25 ml da solução B e 5 g da solução C, tendo o volume final sido ajustado para 250 ml com água.

TESTES FITOQUÍMICOS :

1.Deteção de alcalóides : (Chanda et al., 2006)

Teste de Wagner: Adicionar 1 ml de filtrado com Hcl a 1% + vapor. De seguida, adicionar 3 gotas de reagente de Wagner (iodo em iodeto de potássio). A formação de um precipitado vermelho/castanho indica o alcaloide presente.

2. Deteção de esteróides: (Kumar et al., 2007)

1 ml de extrato + 5 ml de CHcl3 e adicionar igual volume (5 ml) de Conc. H_2SO_4. O aspeto da camada superior da camada ácida vermelha com fluorescência verde indica a presença de esteróides.

3.Deteção de glicosídeos cardíacos: (Parekh e Chanda et al., 2007)

Teste de Keller Killani: Adicionar 1 ml de filtrado em 0,5 ml de ácido acético glacial e adicionar 0,5 ml de cloreto férrico e depois adicionar 0,5 ml de Conc. H_2SO_4. Aspeto da camada superior: camada ácida vermelha com fluorescência verde.

4.Deteção de flavonóides: (Onwukaeme et al., 2007)

Teste de NaOH: Adicionar 1 ml de extrato + 3 gotas de NaOH diluído. NaOH, seguido de algumas gotas (3 gotas) de dil. Hcl. A formação de uma solução amarela com NaOH, torna-se incolor com Hcl diluído e indica a presença de flavonóides.

5. Deteção de açúcar redutor: (Akinyemi et al., 2005)

Teste de Fehling: Adicionar 2,5 ml de H_2SO_4 diluído + 1 ml de extrato num tubo de ensaio e ferver durante 15 min., arrefecer e neutralizar com NaOH a 10% até pH 7 e adicionar 2,5 ml de solução de fehling.

A formação de ppt. vermelho-tijolo indica a presença de açúcar redutor.

6. Deteção de saponinas:(Parekh & Chanda et al., 2007)

Teste de espuma/espuma: Adicionar 0,5 ml de filtrado + 5 ml de água destilada e agitar bem. A formação de espuma persistente indica a presença de saponinas. **7.**

7.Deteção de terpenóides:(Edeoga et al., 2005)

Teste de Salkowski: Adicionar 1,5 ml de extrato + 0,5 ml de CHcl3 e 1 ml de H_2SO_4 conc.

A formação de cor amarela/cor castanha avermelhada indica a presença de terpenóides.

8. Deteção de Iridóides:(Oommen et al., 2011)

Em 1 ml de extrato, adicionar 5 ml de ácido acético, 0,2 ml de $CuSO_4$ e 0,5 ml de Conc.H_2SO_4.

A mistura foi aquecida sobre uma chama. A formação de uma cor azul clara indica a presença de irridoides.

9. Deteção de taninos:(Kumar et al., 2005)

Teste de Braemer: 2 ml de FeCl3 alcoólico a 10% são adicionados a 1 ml de extrato. A formação de uma coloração azul-escura ou cinzenta-esverdeada da solução indica a presença de taninos.

10. Deteção de cumarina:(Watal et al.,2010)

Adicionar 1,5 ml de NaOH a 10% a 1 ml de extrato. A formação de cor amarela indica que a cumarina está presente.

11. Deteção de fenol:(kumar et al.,2007)

Teste de FeCl3: 1 ml de extrato + 2 gotas de FeCl3. A formação de uma cor negra azulada indica a presença de fenol.

12. Deteção de Emodin:(Watal et al.,2014)

1 ml de extrato + 1 ml de NH_4OH + 1,5 ml de benzeno. A formação de cor vermelha indica que a emodina está presente.

13. Deteção de antocianina:(Watal et al.,2014)

Em 1 ml de extrato, adicionar 2 ml de 2 N Hcl & NH_3. A formação de rosa-vermelho que se torna azul-violeta indica a presença de antocianina.

14. Deteção de quinona:

Adicionar 1 ml de NaOH diluído a 1 ml de extrato. A formação de uma cor azul-esverdeada ou vermelha indica que a quinona está presente.

15. Deteção de flobatanina:(Fdeoga et al.,2007)

Neste teste, 1 ml de extrato é fervido com 1 ml de Hcl a 1%. A formação de um ppt. vermelho indica a presença de Phlobatanin.

16. deteção de óleos voláteis: (Dahiru et al.,2006)

Neste teste, em 1 ml de extrato, adicionar 0,1 ml de NaOH diluído e uma pequena quantidade de Hcl diluído e agitar a solução. A formação de um ppt. branco indica a presença de óleo volátil.

17. deteção de proteínas e aminoácidos:(Amita et al.,2013)

Teste xantoproteico: 1 ml de extrato + 2 gotas de HNO_3. A formação de cor amarela indica a presença de proteínas e aminoácidos.

18. Deteção de antraquinonas:(Onwukaaeme et al.,2007)

Teste de Borntrager: Adicionar 1 ml de amoníaco diluído (10%) + 1 ml de extrato. A formação de uma cor vermelha rosada na camada inferior amoniacal indica a presença de antraquinonas.

3.6 ACTIVIDADE ANTIMICROBIANA

O extrato bruto de diferentes solventes obtidos a partir da extração de Soxhlet foi utilizado para a atividade antimicrobiana.

MEIOS UTILIZADOS PARA A ACTIVIDADE ANTIMICROBIANA

Para a atividade antimicrobiana da Azolla, foram utilizados os ágares Potato Dextrose Agar (PDA) e Nutrient Agar (NA), comercialmente disponíveis, adquiridos à HiMediaPvt. Ltd.

ORGANISMOS DE TESTE

As culturas bacterianas *viz.*, *Staphylococcus aureus*, *Escherichia coli*, *Klebsiella pneumonia* e *Proteus Vulgasis* foram utilizadas neste presente estudo.

MÉTODO DE DIFUSÃO EM POÇO DE ÁGAR

As placas de ágar nutriente foram semeadas separadamente com 0,1 ml de inóculo (1,5 x 10^8 células/ml) contendo crescimentos activos de organismos de teste *viz.*, *S. aureus*, *E.coli*, , *K. pneumoniae* e *Proteus Vulgasis* foi distribuído por uma zaragatoa de algodão estéril na superfície do meio NA e deixado secar durante 5 minutos numa cabina de fluxo de ar laminar. Após a secagem, foi criado um poço com uma broca de cortiça (9 mm) e o extrato bruto de diferentes solventes (200 μl) foi transferido para o poço. Foi preparada uma outra placa na qual foram adicionados ao poço, como controlo, diferentes solventes como hexano, clorofórmio, acetato de etilo, acetona, metanol e água destilada. As placas foram incubadas durante 24 h a 37°C. O desenvolvimento da zona de inibição à volta do poço foi medido e registado.

3.7 Atividade antioxidante

3.7.1 Método de eliminação do radical DPPH

2,2-Difenil-1-picril-hidroazil (DPPH) é utilizado para a atividade antioxidante.

Determinação da atividade de eliminação dos radicais DPPH:

A atividade de eliminação de radicais livres do extrato foi medida em termos de capacidade de doação de hidrogénio ou de eliminação de radicais utilizando o radical livre estável DPPH.

A determinação da atividade de eliminação dos radicais DPPH foi estimada com o método utilizado por Kato. Preparou-se uma solução 1mM de DPPH em etanol e também uma solução de extrato 1mg/1 ml em etanol e adicionou-se 1,5 ml desta solução a 1,5 ml de DPPH.

A absorvância foi medida a 517 m em relação à solução em branco correspondente, preparada com 3 ml de etanol, e a solução de controlo foi preparada com 3 ml de DPPH. O ensaio foi efectuado em triplicado. A percentagem de inibição do radical livre DPPH foi calculada com base na leitura de controlo através da seguinte equação.

$$\text{Absorção do radical DPPH (\%)} = \frac{(\text{Acon - ensaio A}) \times 100}{\text{Acon}}$$

A con - é a absorvância da reação de controlo

Um teste - é a absorvância na presença da amostra dos extractos.

O DPPH é um radical livre estável à temperatura ambiente e aceita um eletrão / radical de hidrogénio para se tornar uma molécula diamagnética estável. A capacidade de redução do radical DPPH é determinada pela diminuição da sua absorvância a 517 nm, induzida por antioxidantes.

A diminuição da absorvância do radical DPPH é causada pelos antioxidantes, devido à progressão da reação entre as moléculas antioxidantes e os radicais, o que resulta na eliminação do radical por doação de hidrogénio. A reação entre as moléculas antioxidantes e os radicais progride, o que resulta na eliminação do radical por doação de hidrogénio. Por conseguinte, o DPPH é normalmente utilizado como substrato para avaliar a atividade antioxidante.

Preparação da solução de DPPH 0,1 mM :

Para preparar uma solução de DPPH 0,1 mM, dissolvem-se 5,1261 mg de DPPH em 130 ml de etanol.

3.7.2 Método de eliminação do radical ABTS

Ácido 2,2'-azino-bis(3-etilbenzotiazolina-6-sulfónico) (ABTS)

A atividade antioxidante das amostras foi medida pelo ensaio de descoloração do radical catião ABTS de acordo com o método de Ra et al, (1999). O ABTS-+ foi produzido pela reação de uma solução aquosa de ABTS 7 mM com persulfato de potássio 2,4 mM no escuro durante 12-16 horas à temperatura ambiente.

Antes do ensaio, esta solução foi diluída em etanol (cerca de 1:89 v/v) e equilibrada a 30°C para dar uma absorvância a 734 nm de 0,700 ± 0,02. Após a adição de 1 ml de solução diluída de ABTS a 10 µL de amostra de teste em etanol, a absorvância foi medida a 30°C exatamente 30 min. após a mistura inicial.

A percentagem de inibição foi calculada para a absorvância do branco a 734 nm. A atividade de eliminação de radicais foi expressa como a percentagem de inibição de radicais livres pela amostra e foi calculada utilizando a fórmula :

$$\text{Absorção do radical ABTS (\%)} = \frac{(\text{Acon - teste A}) \times 100}{\text{Acon}}$$

Preparação da solução de ABTS 7 mM :

(a)Dissolver 8 mg de ABTS em 1 ml de água (solução A)

(b)Dissolver 13,2 mg de persulfato de potássio em 10 ml de água (solução B)

(c) Misturar 0,5 ml da solução A e 0,5 ml da solução B e deixar repousar no escuro à temperatura ambiente durante cerca de 12-16 horas antes de utilizar.

A concentração de ABTS e de Persulfato de Potássio na mistura é de 7 mM e 2,45 mM, respetivamente. O catião radical ABTS nesta forma é estável durante pelo menos dois dias.

RESULTADOS

4.1 ENSAIO DE RASTREIO FITOQUÍMICO DO METABOLITO SECUNDÁRIO DA AZOLA

Existiam alcalóides em todos os extractos (hexano, clorofórmio, acetato de etilo, metanol e aquoso), exceto no extrato de acetona da Azolla. Esteróides, açúcares redutores, fenol, emodina, antocianina, flobatanina e antraquinona não foram encontrados em nenhum dos seis extractos. O glicosídeo cardíaco estava presente nos extractos de clorofórmio e metanol, mas não estava presente nos extractos de hexano, acetato de etilo, acetona e aquoso. Os flavonóides foram encontrados nos extractos de acetato de etilo e aquoso, mas ausentes nos extractos de hexano, clorofórmio, acetona e metanol. As saponinas estavam presentes nos extractos de hexano, clorofórmio, acetato de etilo e aquoso, mas não foram encontradas nos extractos de acetona e metanol. Os terpenóides foram encontrados em dois extractos: acetona e metanol, mas não foram encontrados em hexano, clorofórmio, acetato de etilo e extractos aquosos. Os irridoides estavam presentes em todos os extractos (hexano, clorofórmio, acetona, metanol e extractos aquosos), exceto no extrato de acetato de etilo. Os taninos estavam presentes no extrato de acetato de etilo, mas ausentes nos extractos de haxano, clorofórmio, acetona, metanol e aquoso. A quinona estava presente no extrato de acetona, mas ausente nos extractos de haxano, clorofórmio, acetato de etilo, metanol e aquoso. O óleo volátil foi encontrado no extrato de clorofórmio, mas não foi encontrado nos extractos de haxano, acetato de etilo, acetona, metanol e aquoso. A presença de proteínas e aminoácidos verificou-se no extrato de acetato de etilo, mas não se verificou nos extractos de haxano, clorofórmio, acetona, metanol e aquoso.

Fitoquímico	Hexano extrato	Clorofórmio extrato	Etil Acetato extrato	Acetona extrato	Metanol extrato	Aquoso extrato
Alcaloide	+	+	+	-	-	+
Esteróides	-	-	-	-	+	-
Cardíaco Glicosídeo	-	+	+	+	-	-
Flavonóides	-	-	-	-	+	+
Reduzir Açúcar	-	-	-	-	-	-
Saponina	+	+	+	-	+	+
Terpenóides	-	+	+	+	+	-
Iridóides	-	-	-	-	-	-
Taninos	-	+	-	-	-	-
Cumarina	-	-	+	-	-	+
Fenol	-	-	-	-	-	-
Emodin	-	-	-	-	-	-
Antocianina	-	-	-	-	-	-
Quinona	-	-	-	+	+	-
Flobatanina	-	-	-	-	-	-
Óleo volátil	-	-	-	-	-	-
Proteína e Aminoácido	-	-	-	+	+	+
Antraquinona	-	+	-	-	-	-

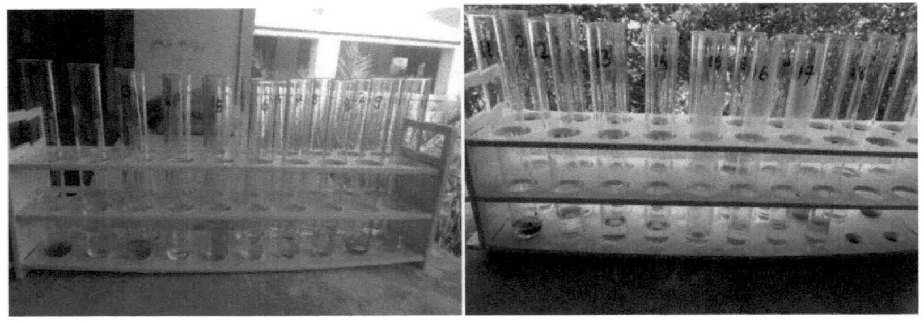

Fig.4.1.1 Rastreio fitoquímico do extrato hexânico de Azolla

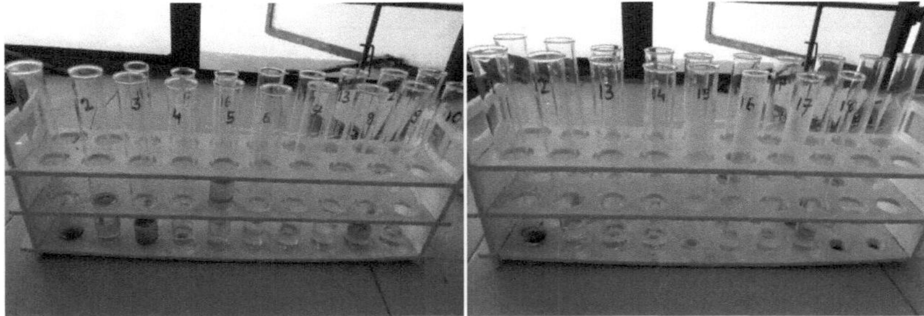

Fig.4.1.2 Rastreio fitoquímico do extrato clorofórmico de Azolla

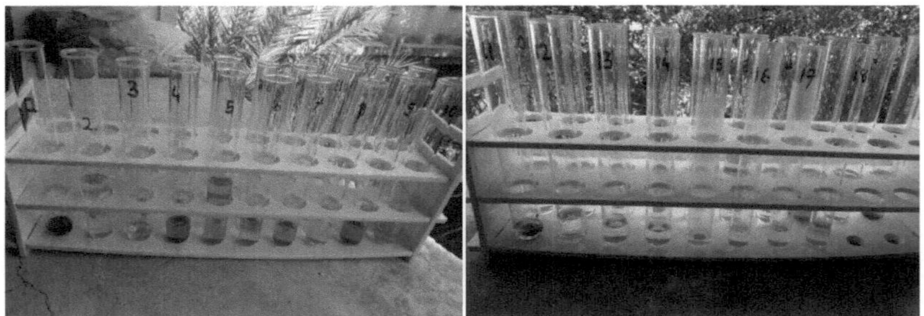

Fig.4.1.3 Rastreio fitoquímico do extrato de acetato de etilo de Azolla

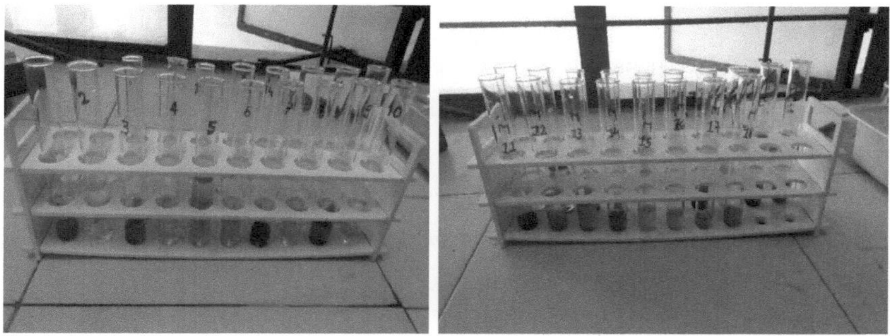

Fig.4.1.4 Rastreio fitoquímico do extrato de acetona de Azolla

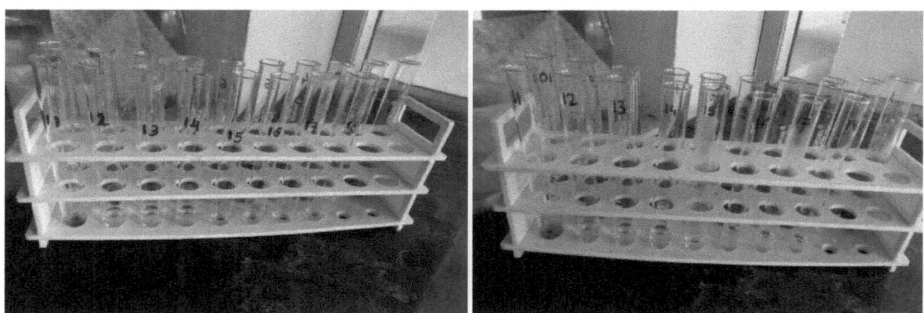

Fig.4.1.5 Rastreio fitoquímico do extrato de metanol de Azolla

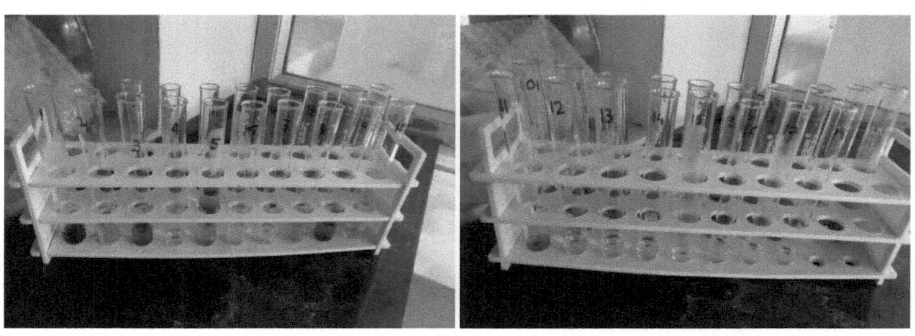

Fig.4.1.6 Rastreio fitoquímico do extrato aquoso de Azolla

4.2 ENSAIO ANTIMICROBIANO

No presente estudo, os extractos brutos obtidos a partir da extração de Soxhlet da amostra de Azolla com seis solventes diferentes, *a saber*, hexano, clorofórmio, acetato de etilo, acetona, metanol e água de destilação, foram utilizados para a atividade antimicrobiana. A atividade inibitória dos solventes individuais foi testada para o ensaio antimicrobiano com quatro estirpes bacterianas (Gram positivas e Gram negativas) *Escherichia coli, Klebseillapneumoniae, Staphylococcus aureus e Proteus vulgasis.*

A zona de inibição com os extractos de Hexano, Clorofórmio, Acetato de Etilo, Metanol, Acetona e Água de Dissolução foi verificada contra os agentes patogénicos humanos.

Entre os diferentes extractos, a zona de inibição com hexano, clorofórmio e extractos aquosos não mostrou qualquer atividade contra *S.aureus*, assim como os extractos de clorofórmio, acetona e metanol também não mostraram qualquer atividade contra *E.coli. A zona* de inibição notável foi encontrada contra *S.aureus* com extrato de acetato de etilo (12 mm), extrato de acetona (18 mm) e extrato de metanol (19 mm). A zona de inibição máxima foi registada contra *K.pneumoniae* com extrato de acetona (27 mm), extrato de metanol (23 mm) e extrato de clorofórmio (14 mm). A zona de inibição significativa foi exibida contra *P.vulgasis* com extrato de metanol (21 mm), extrato de acetona (13 mm) e extrato de acetato de etilo (12 mm). A zona mínima de inibição foi registada contra a *P. vulgasis* com o extrato de hexano (12 mm), o extrato de clorofórmio (10 mm) e o extrato aquoso (10 mm). A zona de inibição significativa foi encontrada contra *K.pneumoniae* com o extrato de acetato de etilo (13 mm), mas o extrato de hexano e o extrato aquoso não mostraram qualquer atividade. A zona de inibição notável contra *E.coli* com extrato de acetato de etilo (15 mm), extrato aquoso (13 mm) e extrato de hexano (12 mm).

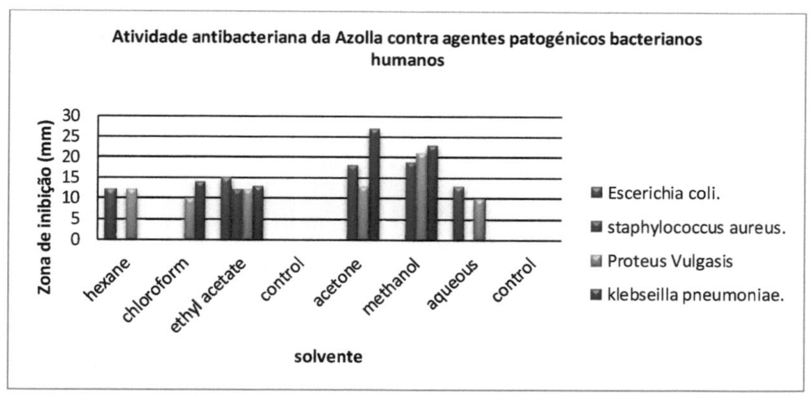

Gráfico 4.2.1:- Atividade antibacteriana da Azolla

Atividade antibacteriana da Azolla contra quatro agentes patogénicos

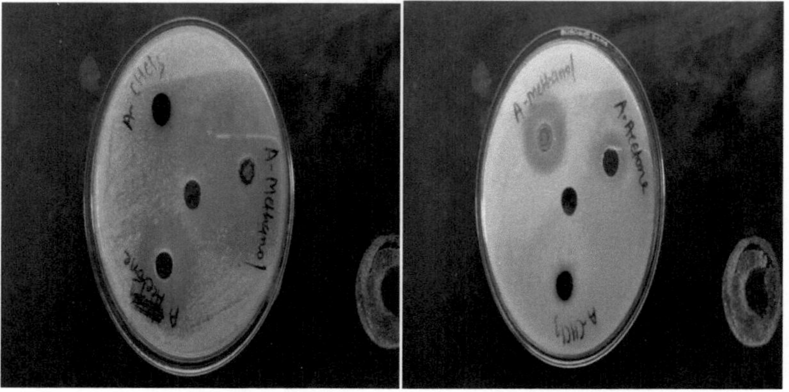

Fig.4.2.1 Extractos de Azolla contra Fig.4.2.1 Extractos de Azolla contra

P.vulgaris P.vulgaris

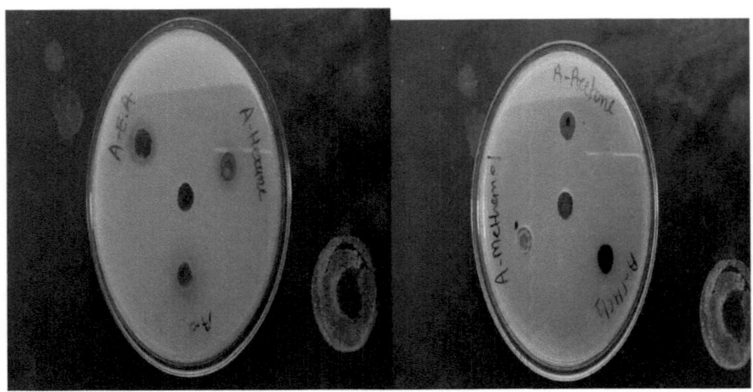

Fig.4.2.3 Extractos de Azolla contra *E.coli* Fig.4.2.4 Extractos de Azolla contra *E.*coli

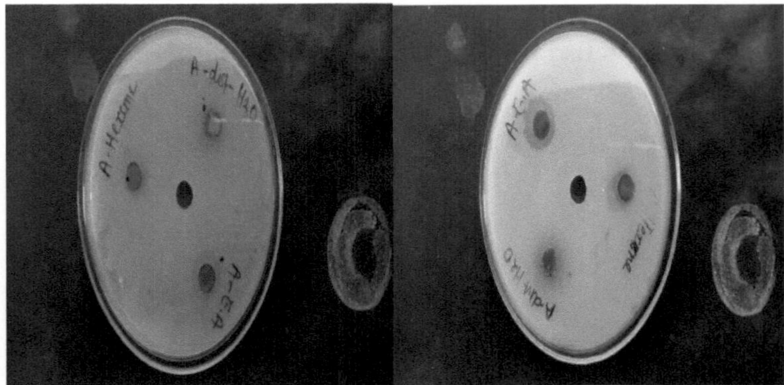

Fig.4.2.5 Extractos de Azolla contra Fig.4.2.6 Extractos de Azollza *contra*

S.aureus *S.*aureus

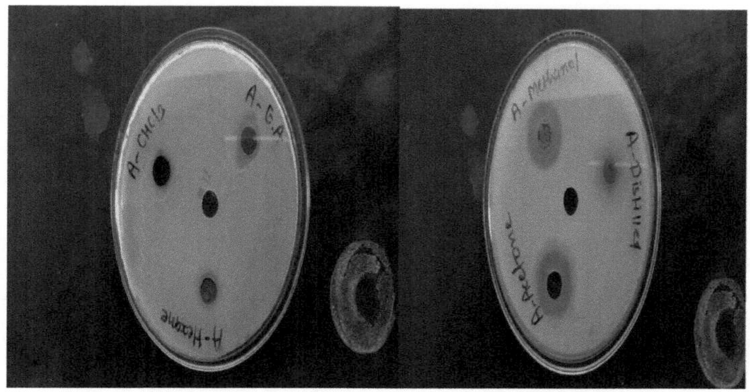

Fig.4.2.7 Extractos de Azolla contra *K.pneumoniae*

Fig.4.2.8 Extractos de Azolla contra *K.*pneumoniae

4.3 Atividade antioxidante da Azolla

4.3.1 Ensaio de eliminação do radical livre DPPH (1,1-difenil-2-picrilhidrazil)

A reatividade de seis extractos de Azolla foi analisada com DPPH, um radical livre estável.

Como o DPPH capta um eletrão na presença de um sequestrador de radicais livres, a absorção diminui e a descoloração resultante está estequiometricamente relacionada com o número de electrões ganhos. A atividade de eliminação do radical DPPH de seis extractos de Azolla e do controlo é apresentada no Quadro 4.3.1. O efeito de eliminação do DPPH da Azolla revelou uma potencial atividade de eliminação de radicais livres. A atividade máxima de eliminação foi observada no extrato clorofórmico (50,4%) de Azolla. Isto mostra que o extrato clorofórmico de Azolla apresenta uma boa capacidade para eliminar o radical DPPH. O extrato de haxano apresentou uma atividade de eliminação de cerca de 33,3%, enquanto os extractos de acetato de etilo, acetona e metanol apresentaram uma atividade de eliminação de radicais de cerca de 36,5%, 41,8% e 12%, respetivamente. Isto mostra que o acetato de etilo, a acetona e o extrato de metanol de Azolla apresentam uma atividade notável na eliminação do radical DPPH. O extrato aquoso não apresentou atividade de eliminação do radical DPPH.

Solvente	D.O. a 517 nm	DPPH absorvido %	
Em branco	0.00	-	
Controlo	1.00	-	
Hexano	0.667	33.3	
Clorofórmio	0.496	50.4	
Acetato de etilo	0.635	36.5	
Acetona	0.582	41.8	
Metanol	0.880	12.0	
Água	1.001	-	

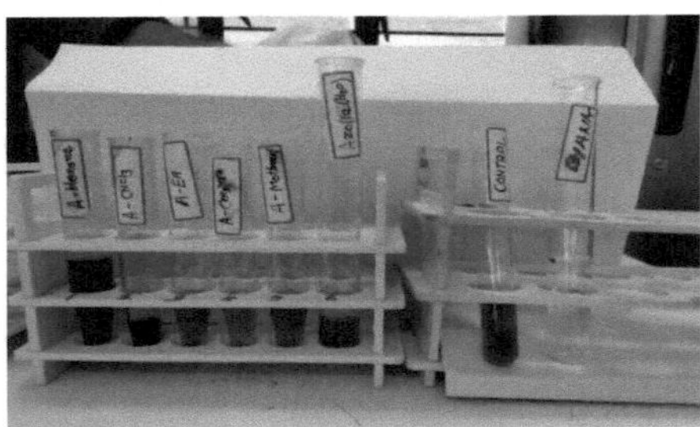

Fig.4.3.1 Atividade de eliminação do radical livre DPPH de diferentes solventes de Azolla

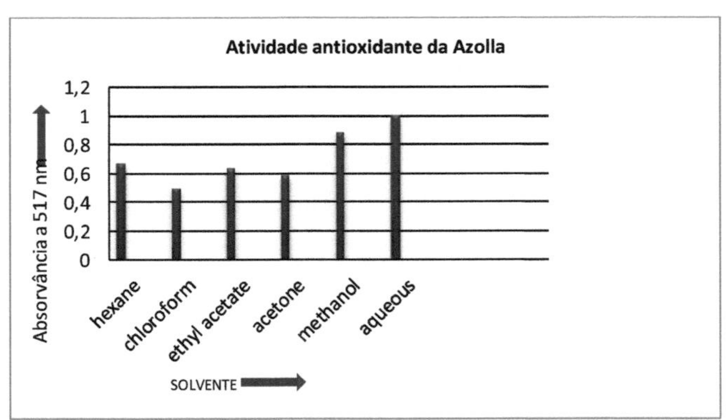

Gráfico 4.3.1 Absorvância de diferentes extractos de Azolla a 517 nm

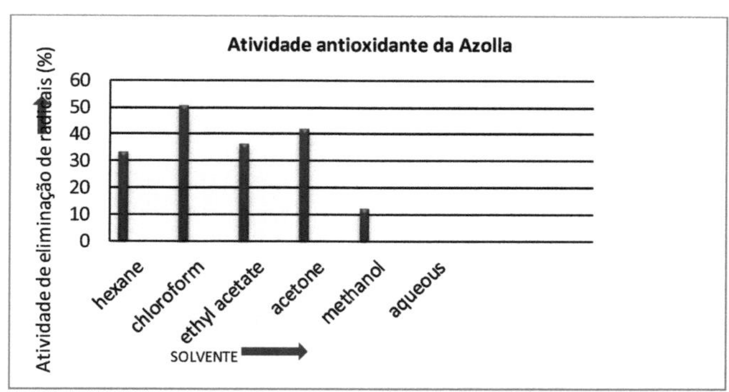

Gráfico 4.3.2 Atividade do radical livre DPPH de diferentes extractos de Azolla

4.3.2 Ensaio de eliminação de radicais livres ABTS [ácido 2,2'-azino-bis(3-etilbenzotiazolina-6-sulfónico)

A atividade de eliminação do radical livre ABTS do extrato de metanol e acetona de Azolla e do controlo é apresentada na Tabela 4.3.2. A atividade de eliminação do radical do extrato de metanol (49,73%) é superior à do extrato de acetona (45,43%). Isto mostra que o extrato metanólico de Azolla apresenta uma boa capacidade para eliminar o radical ABTS, enquanto o extrato de acetona apresenta uma capacidade notável para eliminar o radical ABTS. A atividade antioxidante contra o ABTS foi correlacionada com a concentração, a estrutura química e os graus de polimerização dos antioxidantes orgânicos.

Solvente	D.O. a 734 nm	% de ABTS absorvido
Em branco	0.00	-
Controlo	0.372	-
Metanol	0.185	49.73
Acetona	0.203	45.43

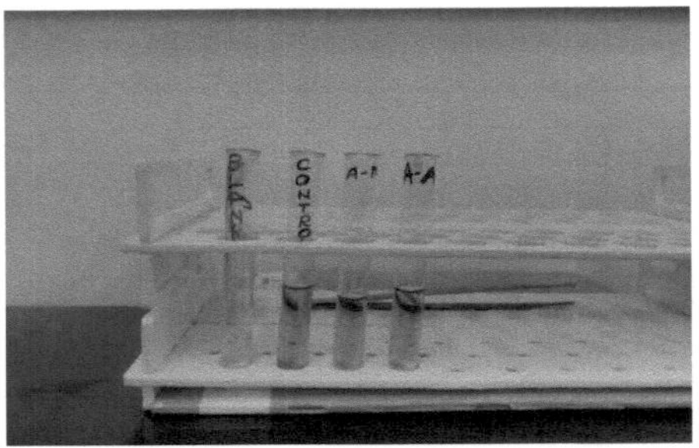

Fig.4.3.2 Atividade de eliminação do radical livre ABTS dos extractos de metanol e acetona de Azolla

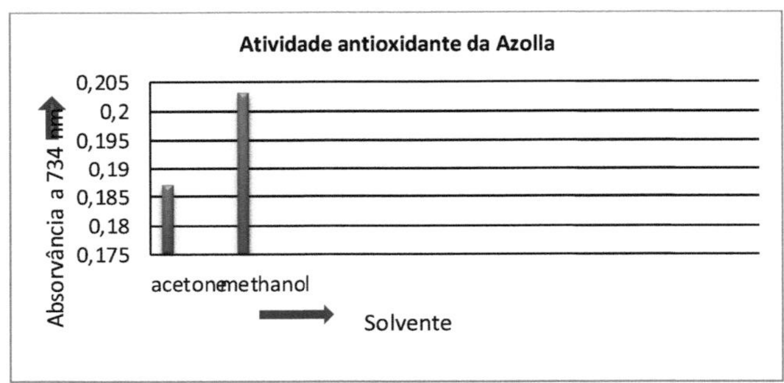

Gráfico 4.3.3 Absorvância dos extractos de acetona e metanol de Azolla a 734 nm

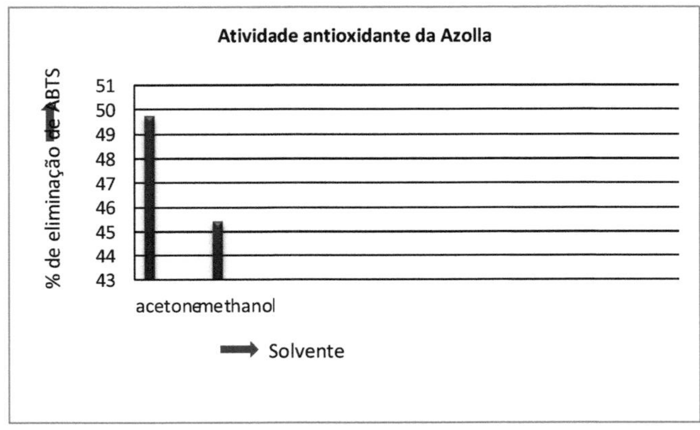

Gráfico 4.3.4 Atividade do radical livre ABTS dos extractos de acetona e metanol de Azolla

DISCUSSÃO

DISCUSSÃO

Os metabolitos secundários derivados de plantas, tais como alcalóides, polifenóis, saponinas, terpenóides, taninos, flavonóides, glicosídeos cardíacos, emodina, cumarina, quinona, antocianina, phlobatanina, antraquinonas e esteróides, estão a ganhar muita atenção nos últimos anos devido às suas actividades medicinais imperativas como antioxidante, antitumoral, antidiabético, etc. O rastreio de plantas aquáticas para identificar as potenciais actividades antioxidantes está a aumentar devido à sua preocupação significativa com a segurança, menores efeitos secundários e facilidade de cultivo.

Os resultados do presente estudo sugerem que o extrato hexânico de Azolla contém alcalóides, saponinas e irridoides. Kumar *et al.*(2007) referiram que os alcalóides, as saponinas e os terpenóides estão presentes no extrato hexânico de Azolla. No presente estudo, foram encontrados alcalóides, saponinas e irridóides no extrato hexânico de Azolla. No presente estudo, verificou-se a presença de alcalóides em todos os extractos (hexano, clorofórmio, acetato de etilo, metanol e aquoso), exceto no extrato de acetona da Azolla. Esteróides, açúcares redutores, fenol, emodina, antocianina, flobatanina e antraquinona não foram encontrados em nenhum dos seis extractos. O glicosídeo cardíaco estava presente nos extractos de clorofórmio e metanol, mas não estava presente nos extractos de hexano, acetato de etilo, acetona e aquoso.

Mithraj *et al.,*(2002) caracterizaram a composição fitoquímica da Azolla, na qual relataram que alcalóides, glicosídeos cardíacos, saponinas, irridoides, quinonas e flavonóides estão presentes no extrato clorofórmico da Azolla. No presente estudo, os alcalóides, saponinas, glicosídeos cardíacos, óleo volátil e irridoides estão presentes no extrato clorofórmico de Azolla.

Gracelin *et al.*(2005) referiram que o extrato de acetato de etilo de Azolla contém alcalóides, esteróides, saponinas, taninos e quinonas. No presente estudo, foram encontrados alcalóides, flavonóides, saponinas, taninos, proteínas e aminoácidos no extrato de acetato de etilo de Azolla.

No presente estudo, os flavonóides foram encontrados nos extractos de acetato de etilo e aquoso, mas ausentes nos extractos de haxano, clorofórmio, acetona e metanol. As saponinas estavam presentes nos extractos de hexano, clorofórmio, acetato de etilo e aquoso, mas não foram encontradas nos extractos de acetona e metanol. Os terpenóides foram encontrados em dois extractos: acetona e metanol, mas não foram encontrados em hexano, clorofórmio, acetato de etilo e extractos aquosos. Os irridoides estavam presentes em todos os extractos (hexano, clorofórmio, acetona, metanol e extractos aquosos), exceto no extrato de acetato de etilo.

Mithraj *et al.* (2002) referiram que o extrato metanólico de Azolla contém alcalóides, flavonóides, irridoides, polifenóis e saponinas. No presente estudo, o extrato metanólico de Azolla contém alcalóides, esteróides, terpenóides e irridóides. Os taninos estavam presentes no extrato de acetato de etilo, mas ausentes nos extractos de haxano, clorofórmio, acetona, metanol e aquoso. A quinona estava presente no extrato de acetona, mas ausente nos extractos de haxano, clorofórmio, acetato de etilo, metanol e aquoso.

Kumar *et al.* (2007) referiram que alcalóides, terpenóides, irridoides e taninos estão presentes no extrato de acetona de Azolla. No presente estudo, foram detectados terpenóides, irridoides e flobatanino no extrato de acetona da Azolla. O óleo volátil foi encontrado no extrato de clorofórmio, mas não nos extractos de haxano, acetato de etilo, acetona, metanol e aquoso. As proteínas e os aminoácidos foram encontrados no extrato de acetato de etilo, mas ausentes nos extractos de haxano, clorofórmio, acetona, metanol e aquoso.

Os estudos fitoquímicos efectuados em Azolla revelam uma grande variedade de metabolitos que incluem compostos fenólicos, alcalóides, flavonóides, taninos e outros. Sabe-se que os compostos fenólicos têm propriedades antioxidantes para as plantas, incluindo os fetos de Azolla, estabelecidas em condições de stress . Existem muitos relatórios sobre a atividade antibacteriana devida aos fenólicos das plantas. Tem sido referido que os polifenóis inibem o crescimento de microrganismos através da formação de complexos com enzimas ou proteínas microbianas e um dos mecanismos de inibição conhecidos consiste na depleção de ferro. A presença de taninos condensados foi registada em espécies de Azolla. Por conseguinte, este rastreio preliminar fornece uma pista importante relativamente às moléculas bioactivas que podem ser exploradas na formulação de preparações antimicrobianas. As propriedades antimicrobianas das plantas também foram exploradas por vários trabalhadores em relação à sua importância medicinal. A inibição do crescimento bacteriano por flavonóides já foi referida anteriormente.

Os flavonóides são capazes de quelatar alguns metais e, consequentemente, inibir as reacções de Fenton e Haber-Weiss, que são fontes importantes de radicais de oxigénio activos. As condições ambientais desempenham um papel importante em relação ao conteúdo de metabolitos secundários e foi relatada a introdução de um fator de stress para normalizar o nível e a produção destes compostos.

A presença de taninos também indica a importância do organismo, uma vez que se sabe que os taninos estão envolvidos numa variedade de respostas, incluindo actividades antibacterianas. O presente estudo sugere a importância da Azolla como um reservatório importante de vários compostos com propriedades antimicrobianas e farmacológicas consideráveis. No passado, foram efectuados alguns estudos sobre a composição fitoquímica das pterodófitas dos Ghats ocidentais de Kerala. Este estudo fornecerá novos dados sobre a natureza química dos compostos bioactivos deste importante grupo de plantas que, de outro modo, só tem sido explorado pelo seu potencial biofertilizante.

Nagata *et al.*(2011) verificaram que o extrato metanólico bruto de Azolla microphylla apresentou atividade antimicrobiana contra ambas as estirpes padrão de *K.pneumoniae* e *P.vulgasis, variando a zona de* inibição entre 18,0 e 21,0 mm. Neste estudo, entre os diferentes extractos, a zona de inibição com hexano, clorofórmio e extractos aquosos não mostrou qualquer atividade contra *S.aureus*, assim como os extractos de clorofórmio, acetona e metanol também não mostraram qualquer atividade contra *E.coli.*

A zona de inibição notável foi encontrada contra *S.aureus* com extrato de acetato de etilo (12 mm), extrato de acetona (18 mm) e extrato de metanol (19 mm). A zona de inibição máxima foi registada contra *K.pneumoniae* com extrato de acetona (27 mm), extrato de metanol (23 mm) e extrato de clorofórmio (14 mm). A zona de inibição significativa foi exibida contra *P.vulgasis* com extrato de metanol (21 mm), extrato de acetona (13 mm) e extrato de acetato de etilo (12 mm). A zona mínima de inibição foi registada contra a *P. vulgasis* com o extrato de hexano (12 mm), o extrato de clorofórmio (10 mm) e o extrato aquoso (10 mm). A zona de inibição significativa foi encontrada contra *K.pneumoniae* com o extrato de acetato de etilo (13 mm), mas o extrato de hexano e o extrato aquoso não mostraram qualquer atividade. A zona de inibição notável contra *E.coli* com extrato de acetato de etilo (15 mm), extrato aquoso (13 mm) e extrato de hexano (12 mm).

VanStaden *et al.*,(2011) relataram que o extrato bruto de metanol de *Azolla pinnata* mostrou atividade antibacteriana contra *E.coli* e *S.aureus,* a zona de inibição varia entre 17,5-21,0 mm. No presente estudo, o extrato metanólico de Azolla mostrou uma zona de inibição de 21 mm contra *P.vulgasis*, 23 mm contra *K.pneumoniae* e 19 mm contra *S.aureus*.

Neste estudo, a absorção da solução de DPPH foi medida na presença de diferentes extractos de Azolla a 517 nm. O efeito de eliminação do DPPH da Azolla mostrou uma potencial atividade de eliminação de radicais livres. Kakino *et al.*(2008*)* relataram que a atividade de eliminação de DPPH do extrato de clorofórmio de Azolla pinnata era de 54% ±1,5. No presente estudo, o extrato clorofórmico de Azolla mostrou uma atividade de eliminação de cerca de 50,4%. O extrato de haxano apresentou uma atividade de eliminação de cerca de 33,3%, enquanto os extractos de acetato de etilo, acetona e metanol apresentaram uma atividade de eliminação de radicais de cerca de 36,5%, 41,8% e 12%, respetivamente. Os resultados do ensaio de eliminação do radical livre DPPH indicam que o extrato clorofórmico de Azolla apresenta uma atividade notável na eliminação do radical DPPH.

Neste estudo, a absorção da solução ABTS foi medida na presença de diferentes extractos de Azolla a 734 nm. A redução do radical catião ABTS tem sido amplamente utilizada para investigar o efeito antioxidante dos extractos de plantas. Massod *et al.*(2008) relataram que o extrato metanólico de Azolla microphylla apresentou uma atividade de eliminação do radical ABTS de cerca de 56% ±1,5. No presente estudo, a atividade de eliminação do radical ABTS do extrato de metanol é de 49,73%. O extrato de acetona mostrou uma atividade de eliminação de cerca de 45,73%. Isto mostrou que os extractos metanólico e de acetona de Azolla apresentam uma capacidade notável para eliminar o radical ABTS.

RESUMO E CONCLUSÃO

6.1 RESUMO

No presente estudo, foram recolhidas plantas de Azolla e analisadas quanto aos seus potenciais constituintes fitoquímicos, atividade antimicrobiana e atividade antioxidante. Os ensaios foram realizados utilizando seis solventes diferentes para os extractos das amostras recolhidas. Os solventes utilizados foram o hexano, o clorofórmio, o acetato de etilo, a acetona, o metanol e a água. O rastreio fitoquímico foi efectuado para detetar o metabolito secundário presente na planta Azolla. Cada rastreio fitoquímico foi efectuado utilizando 18 métodos padrão diferentes. O resultado fitoquímico foi melhor no extrato de clorofórmio, no extrato de acetato de etilo e no extrato de metanol. A quantidade mais elevada de alcalóides, saponinas, terpenóides e irridoides foi encontrada na Azolla. O ensaio antimicrobiano foi realizado para alguns dos agentes patogénicos comuns resistentes a medicamentos, nomeadamente *Escherichia coli, staphylococcus aureus, Proteus vulgasis* e *klebseilla pneumoniae.* Todo o ensaio foi efectuado utilizando o método de difusão em Agar Well. Os resultados foram registados para a zona de inibição dos extractos de Azolla contra cada agente patogénico. A atividade antimicrobiana depende das plantas e dos solventes utilizados para a sua extração. No presente estudo, a atividade inibitória mais elevada foi demonstrada pelo extrato de acetona de Azolla contra *Klebseilla pneumoniae.* O extrato de metanol de Azolla demonstrou uma atividade inibitória máxima contra *Proteus vulgasis*. O extrato metanólico de Azolla mostrou uma melhor atividade inibitória contra todos os agentes patogénicos. A atividade inibitória mais baixa foi encontrada contra *Proteus vulgasis* nos extractos clorofórmio e aquoso. O ensaio antioxidante foi efectuado por dois métodos: o método de eliminação do radical livre DPPH e o método de eliminação do radical livre ABTS. A atividade de eliminação do radical livre DPPH do extrato de clorofórmio de Azolla é máxima, enquanto a atividade de eliminação do radical do extrato de haxano é mínima. A atividade de eliminação do radical livre ABTS do extrato de metanol de Azolla é superior à do extrato de acetona.

6.2 CONCLUSÃO

O presente estudo permitiu efetuar o rastreio fitoquímico, a atividade antimicrobiana e a atividade antioxidante da Azolla. Este estudo sugeriu que na Azolla foram encontrados compostos bioactivos que foram isolados da mesma. Estes compostos bioactivos são utilizados em medicamentos populares. Além disso, a atividade antimicrobiana e a atividade antioxidante demonstradas pela Azolla podem ser utilizadas para o desenvolvimento de antibióticos potentes que seriam activos contra agentes patogénicos resistentes aos medicamentos e também podem ser utilizadas para o desenvolvimento de agentes activos contra o stress oxidativo.

REFERÊNCIAS

REFERÊNCIAS

1. Lumpkin, T.A; Plucknett, D.L. Azolla: Botânica, fisiologia e utilização como adubo verde. Botânica Económica 1980; 34: 111-153.

2. Wagner, G.M. Azolla: uma revisão da sua boilogia e utilização. Botanical Review 1997; 63: 1-21.

3. Czerniewicz P, Lesczynski B, Chrzanowski G, Sempruch C, Sytykiewicz H, Efeitos dos fenólicos da planta hospedeira na migração primaveril do pulgão da aveia-cereja (Rhopalosiphum padi L.), Allelopathy Journal 27 (2): 309-316 (2011)

4. Sharma R.J., Chaphalkar S.R. e Adsool A.D. Avaliação do potencial antioxidante, citotoxicidade e absorção intestinal de flavonóides extraídos de plantas medicinais. Revista Internacional de Aplicações Biotecnológicas, 2010, 2(1): 1-5

5. Singh M, Govindrajan R, Rawat AKS, Khare PB Antimicrobial flavonoid rutin from Pteris vitata L. against pathogenic gastrointestinal microflora. Am Fern J 2008; 98(2): 98-103.

6. Maridass M. Atividade antibacteriana de Mecodium exsertum (Wall.ex Hook) Copel - um feto raro. Pharmacologyonline 2009; 1: 1-7.

7. Khan SZ, Shinde VN, Bhosle NO, Nasreen S, Composição química e atividade antibacteriana de plantas angiospérmicas. Middle-East J Sci Res 2010; 6(1): 56-61.

8. Haripriya D, Selvan N, Jeyakumar N, Periasamy R, Johnson M, Irudayaraj V, O efeito dos extractos das folhas de Selaginella involvens e Selaginella inaequalifolia sobre os agentes patogénicos das aves de capoeira. Asia Pac J Trop Medicine 2010; 3(9): 678-681.

9. Sahayaraj K, Borgio JAF, Raju G Antifungal activity of three fern extracts on causative agents of groundnut early leaf spot and rust diseases. J.Plant Prot Res 2009; 49(2): 141-144.

10. Irudayaraj V, Janaki M, Johnson M, Selvan N Preliminary Phytochemical and antimicrobial studies on a spike-moss Selaginella inaequafolia (Kook&Grev) Spring. Jornal Ásia-Pacífico de Biomedicina Tropical 2010; 3(12): 957-960.

11. Karpagavinayagam C, Irudayaraj V, Johnson M Preliminary survey on herbivory in South Indian ferns. J. Basic Appl Biol 2010; 4(1&2): 137-143.

12. Mithraja MJ, Antonisamy JM, Mahesh M, Paul ZM, Jeeva S Estudos fitoquímicos sobre Azolla pinnata R. Br., Marsilea minuta L. e Salvinia molesta Mitch. Jornal da Ásia-Pacífico de Biomedicina Tropical 2011; S26-S29.
13. Dai J, Mumper RJ. Plant Phenolics: Extração, Análise e as suas Propriedades Antioxidantes e Anticancerígenas. Molecules 2010; 15, 7313- 7352.
14. Ncube NS, Afolayan AJ, Okoh AI. Técnicas de avaliação das propriedades antimicrobianas de compostos naturais de origem vegetal: métodos actuais e tendências futuras. Jornal Africano de Biotecnologia 2008; 7(12), 1797-1806.15.
15.Fawzi, EM, Khalil AA, Afifi AF. Efeito antifúngico de alguns extractos de plantas em Alternaria alternata e Fusarium oxysporum. Jornal Africano de Biotecnologia 2009; 8(11), 2590-2597.
16. Silva GL, SooLee IK, Kinghori AD Problemas especiais com a extração de plantas. In: Natural products isolation Richard JP editor, Humana Press, New Jersey, p. 356.
17. Zhang HF, Yang XH, Wang Y. Extração assistida por micro-ondas de metabolitos secundários de plantas: Current status and future directions. Tendências em Ciência e Tecnologia Alimentar, 2011, 22(12)
672-688
18. Savithramma N, Linga Rao M, Suhrulatha D. Screening of Medicinal Plants for Secondary Metabolites, Middle-East Journal of Scientific Research, , 2011 8(3): 579
584
19. Ghasemzadeh A, Hawa ZE, Jaafar, Rahmat A. Effects of solvent type on phenolics and flavonoids content and antioxidant activities in two varieties of young ginger (Zingiber officinale Roscoe) extracts, Journal of Medicinal Plants Research 2011; 5(7), 1147-1154.
20. Stankovic MS, Niciforovic N, Topuzovic M, Solujic S. Conteúdo fenólico total, concentrações de flavonóides e capacidade antioxidante da planta inteira e extractos de partes da planta de Tecurium montanum var. montanum F. supinum (L) REICHENB, Biotechnol. & Biotechnol. Eq. 2011; 25(1): 2222-2227.
21. Ishikura N 3-Desoxiantocianina e outros fenólicos no feto aquático Azolla. Bot Mag Tokyo 1982; 95: 303-308.

22. Greca MD, Monaco P, Onorato M, Previtera L Composição lipídica de Azolla filiculoides Lamarck: lípidos não polares. Gazz Chim Ita 1989; 119: 553-556

23. Arai Y, Nakagawa T, Hitosugi M, Shiojima K, Ageta H, Abdel-Halim OB Constituintes químicos do feto aquático Azolla nilotica. Phytochemistry 1998; 48: 471-474.

24. Masood A, Zeeshan M, Abraham, G. Response of growth and antioxidant enzymes in Azolla plants (Azolla pinnata and Azolla filiculoides) exposed to UV-B. Ata Biologica Hungarica 2008; 59, 247-258.

25. Bačkor M, Kováčik J, Piovár J, Pisani T, Loppi, S. Aspeto fisiológico da toxicidade do cádmio e do níquel nos líquenes Peltigera rufescens e Cladinaarbuscula Subsp. Mitis. Water, Air, & Soil Pollution. 2009; doi:10.100/s11270-009-0133-6.

26. Van Etten HD, Mansfield JW Bailey JA, Fermer EE Duas classes de antibióticos vegetais: Phytoalexins versus Phytoanticipins. Plant Cell 1994; 6: 1191-1192

27.Chakraborti S, Mandal SM, Chakraborti J, Bhattacharyaa PK, Bandopadhyay A, Mitra A, Gupta K Atividade antimicrobiana do extrato de folhas de Basilicum polystachyon L (Moench) Ind J Exp Biol 2007; 45: 745-748.

28. Mila I, Scalbert A, Expert D, Iron withholding by plant polyphenols and resistance to pathogens and rots. Phytochemistry 1996; 42: 1551-1555.

29. Calvert HE, Pence MK, Peters GA A ontogenia ultra-estrutural dos tricomas da cavidade foliar em Azolla implica um papel funcional na troca metabólica. Protoplasma 1985; 129: 10-27.

30. Pereira AL, Seviante-Pinto I, Antunes T, Teixeira G, Carrapico F (2000) Morfologia, histoquímica e ultra-estrutura dos tricomas das cavidades foliares de Azolla filiculoides Lam. In: Weber HC, Imhof S, Zeuske D editores. Programas, resumos e trabalhos do terceiro Congresso Internacional sobre Simbiose. Marburg: Universidade Philipps de Marburg, p. 170.

31.Mbuh FA, Asika IS, Doughari JH. Estudos sobre a atividade antibacteriana de extractos de folhas de Psidium guajava L. Biol Environ Sci J Trop 2007; 5(1): 44-47.

32.Nweze E.I, Okafor J.I, Njoku O, Antimicrobial activities of methanolic extract of Trume guineesis (Schumm and Thorn) and Morinda lucinda Benth. used in Nigerian herbal medicinalp. Jornal de Biologia e Biotecnologia de Investigação 2004; 2: 34-46.

33.Manach C, Regerat F, Texier O, Agullo G, Demigne C, Remesy C, Biodisponibilidade, metabolismo e impacto fisiológico dos 4-oxoflavonóides. Nutrition Research 1996; 16:517-544.

34. Kennedy, DO, Wightman, EL Herbal Extracts and Phytochemicals: Plant Secondary Metabolites and the Enhancement of Human Brain Function. Avanços em Nutrição, 2011 2: 32-50

35. Shahidi F, Wanasundara P.K, Phenolic antioxidants. Critical Reviews in Food Science and Nutrition 1992; 32: 67-103.

36.Rhouma A, H. Daoud B, Ghanmi S, Salah HB, Romdhane M, Demak M. Actividades antimicrobianas de extractos de folhas de espécies de Pistacia e Schinus contra algumas bactérias fitopatogénicas. Journal of Plant Pathology 2009; 91(2), 339-345.

37.Harborne, J.B. (1973). Text book of phytochemical methods, 1st edn, Champrean and Hall Ltd, London. Pp. 110 113.

38. Harborne, J.B. (1998). Phytochemical methods. A guide to modern techniques of plant analysis, 3rd edn, Chapman and Hall, London, U.K. Pp. 267 270.

39.Ozsoy, N., Can, A., Yanardag, R., Akev, N. (2008). Atividade antioxidante dos extractos de folhas de *Smilax* ExcelsaL. *Food Chem.,* 110(3): 571 583.

40.Evans, W.C. (1996). Trease and Evan s pharmacognosy, 14ª edn. W.B. Sounders Company, Londres. Pp. 612.

41.Li, H., Wong, C., Cheng, K., Chen, F. (2008). Propriedades antioxidantes in vitro e conteúdo fenólico total em extractos de metanol de plantas medicinais. *Lebensm-Wiss. Technol.,* 41(3): 385 390.

42.Selvamohan ., Marakathavali, T., Sujitha, T., S. // Der pharma chemical; (2010). Atividade antimicrobiana e estudos fitoquímicos em algumas plantas medicinais indianas

43.Reddy, B. Uma // Revista de farmacologia na Internet;(2010). Atividade antimicrobiana de *Thevetia peruviana* (Pers.)K. Schum. E Nerium indicum Linn, vol. 8 Edição 2, p².

44.Lulekal E, Zemede A, Kelbessa E, Damme PV. Estudo etnomedicinal de plantas utilizadas para doenças humanas no distrito de Ankober, Zona Norte de Shewa, Região de Amhara. *Eth J EthnobiolEthnomed*(2013); **9**: 63.

45.Tembekar DH, Khante BS, Panzade BK, Dahikar SB, Banginwar YS. Avaliação do potencial fitoquímico e antibacteriano dos frutos de *Helictersisora* L. contra agentes patogénicos bacterianos entéricos. *Afr J Trad Complement AlternMed* (2008); **5**: 290-293.

46. Nordberg J, Arner ESJ; Reactive oxygen species, Antioxidants, and the mammalian Thioredoxin system. Free Radical Biology and Medicine, 2001; 31(11): 1287-1312.

47. Conforti F, Sosa S, Marrelli M, Menichini F, Statti GA, Uzunov D *et al.*; Actividades anti-inflamatórias *in vivo* e antioxidantes *in vitro* de plantas dietéticas mediterrânicas. Journal of Ethnopharmacology, 2008; 116: 144-151.

48. Bouayed J, Bohn T; Exogenous antioxidants- Double edged swords in cellular redox state. Oxidative Medicine and Cellular Longevity, 2010; 3(4): 228-237.

49. Kim S, Jeong S, Park W, Nam KC, Ahn DU, Lee S; efeito das condições de aquecimento das sementes de uva na atividade antioxidante dos extractos de sementes de uva. Food Chemistry, 2006; 97: 472-479.

50. Stoilova I, Krastanov A, Stoyanova A, Denev P, Gargova S; Antioxidant activity of a ginger extract (*Zingiber officinale*). Food Chemistry, 2007; 102: 764-770.

51. Sheih IC, Wu T, Fang TJ; Antioxidant properties of a new antioxidative peptide from algae protein waste hydrolysate in different oxidation systems. Bioresource Technology, 2009; 100: 3419-3425.

52. Junaid S, Rakesh KN, Dileep N, Poornima G, Kekuda PTR, Mukunda S; Conteúdo fenólico total e atividade antioxidante do extrato de sementes de *Lagerstroemia* speciosaL. Chemical Science Transactions, 2013; 2(1): 75-80.

53. Ray TB, Mayne BC, Toia RE, Peters GA; Azolla-Anabaena relationship. VIII. Caracterização fotossintética da associação e dos parceiros individuais. Plant Physiology, 1979; 64: 791-795.

54. Pabby A, Prasanna R, Singh PK; Simbiose *Azolla-Anabena* - Do tradicional agricultura à biotecnologia. Indian Journal of Biotechnology, 2003; 2: 26-37.

55. Chris A, Luxmisha G, Masih J, Abraham G; Crescimento, pigmentos fotossintéticos e
respostas antioxidantes de Azolla filiculoides à toxicidade do monocrotofos. Journal of Chemical and Pharmaceutical Research, 2011; 3(3): 381-388.
56. Sadeghi R, Zarkami R, Sabetrafter K, Van Damme P; Revisão de alguns estudos ecológicos
factores que afectam o crescimento de *Azolla spp.* Caspian Journal of Environmental Sciences, 2013; 11(1): 65-76.
57. Dai L, Dong X, Ma H; Propriedades antioxidantes e quelantes de antocianinas em *Azolla imbricata* induzidas por cádmio. Revista Polaca de Estudos Ambientais, 2012; 21(4): 837- 844.
58. Selvaraj K, Chowdhury R, Bhattacharjee C; Isolamento e elucidação estrutural de flavonóides da samambaia aquática *Azolla microphylla* e avaliação da atividade de eliminação de radicais livres. Revista Internacional de Farmácia e Ciências Farmacêuticas, 2013; 5(3): 743-749.
59. Zazouli MA, Mahdavi Y, Bazrafshan E, Balarak D; Potencial de fitodegradação de bisfenolA de solução aquosa por *Azolla filiculoides*. Jornal de Ciência e Engenharia da Saúde Ambiental, 2014; 12: 66.
60. Bindhu KB; Efeito do extrato de *Azolla* no desempenho de crescimento de *Pisum sativum*. Revista Internacional de Pesquisa em Ciências Biológicas, 2013; 2(10): 88-90.
61.Kumar A, Kumari J, Kumar H, Nath A, Singh JK, Ali M; Efeito hepatoprotector e antioxidante de *Azolla filiculoides* na hepatotoxicidade induzida por Profenofos em ratos albinos suíços. Jornal das Caraíbas de Ciência e Tecnologia, 2014; 2: 372-377.
62. Nayak N, Padhy RN, Singh PK; Avaliação da eficácia antibacteriana e antioxidante da samambaia *Azolla caroliniana* simbiótica com a cianobactéria *Anabaena azollae*. Actas da Academia Nacional de Ciências, Índia Secção B: Ciências Biológicas, 2014. DOI 10.1007/s40011-014-037 .
63. Vinayaka KS, Swarnalatha SP, Preethi HR, Surabhi KS, Kekuda TRP, Sudharshan SJ; Estudos sobre a atividade antioxidante, antibacteriana e inseticida *in vitro* do

extrato metanólico de *Abrus pulchellus* Wall (Fabaceae). Jornal Africano de Ciências Básicas e Aplicadas, 1(5-6); 2009: 110-116.

64. Zhishen J, Mengcheng T, Janming W; A determinação do teor de flavonóides em amora e os seus efeitos de eliminação dos radicais superóxido. Food Chemistry, 1999; 64: 555-559.

65. Elmastas M, Gulcin I, Isildak O, Kufrevioglu OI, Ibaoglu K, Aboul-Enein HY; Radical scavenging activity and antioxidant capacity of Bay leaf extracts. Jornal da Sociedade Química Iraniana, 2006; 3(3): 258-266.

66. Chung Y, Chien C, Teng K, Chou S; Propriedades antioxidantes e mutagénicas de *Zanthoxylum ailanthoides* Sieb & zucc. Food Chemistry, 2006; 97: 418-425.

67. Kaviarasan S, Naik GH, Gangabhagirathi R, Anuradha CV, Priyadarshini KI; Estudos *in vitro* sobre as actividades antirradicalar e antioxidante das sementes de feno-grego (*Trigonella foenum graecum*). Food Chemistry, 2007; 103: 31-37.

68. Rekha C, Poornima G, Manasa M, Abhipsa V, Devi PJ, Kumar VHT *et al.*; Ascorbic Acid, total phenol content and antioxidant activity of fresh juices of four ripe and unripe Citrus fruits. Chemical Science Transactions, 2012; 1(2): 303-310.

69. Poornima G, Kekuda TRP, Vinayaka KS; Eficácia antioxidante das folhas de *Olea dioica* Roxb (Oleaceae). Biomedicina, 2012; 32(4):506-510.

70. Bondent V, Brand-Williams W, Bereset C; Cinética e mecanismo da atividade antioxidante utilizando os métodos do radical livre DPPH. Lebensmittel Wissenschaft Technologie, 1997; 30: 609-615.

71.Yuan YV, Bone DE, Carrington MF; Antioxidant activity of dulse (*Palmaria palmata*) extract evaluated *in vitro*. Food Chemistry, 2005; 91: 485-494.Gulcin I, Topal F, Sarikaya SBO, Bursal E,

72.Bilsel G, Goren AC; Conteúdo de polifenóis e propriedades antioxidantes da nêspera (*Mespilus germanica* L.). Registos de Produtos Naturais, 2011; 5(3): 158-175.

73. Hsu B, Coupar IM, Ng K; Antioxidant activity of hot water extract from the fruit of the Doum palm, *Hyphaene thebaica*. Food Chemistry, 2006; 98: 317-328.

74. Wojdylo A, Oszmianski J, Czemerys R; Atividade antioxidante e compostos fenólicos em 32 ervas seleccionadas. Food Chemistry, 2007; 105: 940-949.

75. Li H, Wang X, Li Y, Li P, Wang H; Polyphenolic compounds and antioxidant properties of selected China wines. Food Chemistry, 2009; 112: 454-460.

76. Tilak JC, Adhikari S, Devasagayam TPA; Antioxidant properties of *Plumbago zeylanica*, and Indian medicinal plant and its active ingredient, plumbagin. Redox Report, 2004;
9(4): 220-227.

77. Coruh N, Celep AGS, Ozgokce F, Iscan M; Antioxidant capacities of *Gundelia tournefortii* L. extracts and inhibition on glutathione-Stransferase activity. Food Chemistry, 2007; 100: 1249-1253.

78. Kekuda PTR, Manasa M, Poornima G, Abhipsa V, Rekha C, Upashe SP, Raghavendra HL; Potencial antibacteriano, citotóxico e antioxidante de *Vitex negundo* var. *negundo* e *Vitex negundo* var. *purpurascens*- Um estudo comparativo. Revista de Investigação em Ciência, Tecnologia e Artes, 2(3); 2013: 59-68.

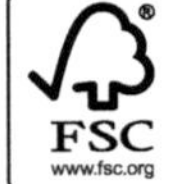

MIX
Papier aus verantwortungsvollen Quellen
Paper from responsible sources
FSC® C105338

Printed by Books on Demand GmbH, Norderstedt / Germany